自己愛性人格障害

町沢静夫

駿河台出版社

はじめに

自己愛性人格障害というのは、自分を高く買いかぶり、そして自分の能力をオーバーに感じている人たちのことである。そして自分は他人とは異なり、特別の対応をされてしかるべきであると考えている。

ギリシャ神話ではナルキッソスという若者がおり、それは池に映る自分の美しさに見とれてしまったという神話から発生しているものである。

精神分析家の中の特にフロイトは、このナルシスシスティック（narcissistic）という言葉を使って、自分の重要さを誇大視し特別な注目を浴びたいという考えに取り付かれている人をナルシスシスティックとして名付けたのである。

このような人たちは自分には過度の興味を持つが、人には共感性が欠けているというのに特徴がある。それでいて彼らは人の成功にたいへんな嫉妬心をもっており、かつまた傲慢でもある。

コフートによれば、自己愛性人格障害は子供の幼児期の発達段階で親による共感的鏡映化の広範囲な失敗によって生ずるとしている。つまり親によって自己の良いイメージの構成に失敗することで、自己愛性人格障害が生ずると考えられるのである。

このためその時期に子供は固着し、誇大的な発展段階や自己中心的な段階で固着しているのである。

社会学者のクリストファー・ラッシュ（Christopher Lasch）は一九七八年に『自己愛性の文化』という本の中で、この人格障害は西洋の社会に急速に増加しており、それは広い意味の社会の変化の結果であり、個人主義、競争主義、成功主義といったようなものが強調される社会でこのような自己愛性人格障害が増えていると述べた。実際、自己愛性人格障害はアメリカでは急速に増えているものである。

このように西洋では自己愛性人格障害が増えているということが盛んに言われているのであるが、日本でも自己愛性人格障害の増加、あるいは自己愛的人格の増加は当然認められるものである。それはここでも既に述べたように、個人主義、その個人の競争社会、そして成功をより強く求める社会とはまさに、自己愛性人格障害の人たちの戦略が繰り広げられる場でもあるからである。

このような自己愛性人格障害は精神分析的な発生をもっているだけに、その説明はきわめて難しいものである。しかしあえてそれを説明し、それが自己愛性人格障害の理論的理解の入門となれば光栄であるし、また治療の方向を本書から得られるならば、さらに光栄なものである。

いささか理解が不十分な言葉があると思うが、それは自己愛性人格障害の専門家がほとんど精神分析家であり、それによって難解な用語が散りばめられているからであると思われる。

しかしともあれ、自己愛性人格障害が増えているこの現代社会を知るには、この自己愛性人格障害の発生とその由来、さらには治療のあり方を探らなければならないものと思い、そのためにこのテーマの本を書いた次第である。

二〇〇五年六月一〇日

目次

はじめに……3

第一章　自己愛性人格障害……9
第一節　診断基準DSM－Ⅳ－TR……16
第二節　自己愛性人格障害の病理……18
第三節　ミロン（Millon, T.）による自己愛性人格障害の下位分類……22
第四節　顕在的自己愛性人格障害と潜在的自己愛性人格障害……29
第五節　自己愛性人格障害と他の疾患の関係……46

第二章　自己愛性人格障害の歴史……55
第一節　自己愛性人格障害の概念の歴史……56
第二節　認知療法家からみた自己愛性人格障害……76
第三節　コフートの自己愛性人格障害……80
第四節　カーンバーグの自己愛性人格障害……81
第五節　マスターソンの自己愛性人格障害……83
第六節　マーラーの自己愛性人格障害……88

第七節　ミロンの自己愛性人格障害……89
第八節　対人関係的観点からの自己愛性人格障害……93
第九節　五因子からみた自己愛性人格障害……98
第十節　その他の研究者の概念……98

第三章　自己愛性人格障害の治療……101
第一節　自己愛性人格障害の精神療法……102
第二節　コフートの精神療法……113
第三節　カーンバーグの精神療法……126
第四節　マスターソンの精神療法……132
第五節　自己愛性人格障害の認知行動療法……136

第四章　自己愛性人格とモラルハラスメント……155
第一節　日本の家族とモラルハラスメント……157
第二節　日本の企業とモラルハラスメント……164
第三節　企業とセクシャルハラスメント……169
第四節　病院とモラルハラスメント……172
第五節　日本社会といじめ……175

第六節　学校といじめ……177
第七節　政治家とモラルハラスメント……180
第八節　自己愛性人格と犯罪……182

第五章　自己愛性人格障害と犯罪……189
第一節　自己愛性人格障害と犯罪……190
第二節　現代と自己愛性人格および自己愛性人格障害……199

第六章　自己愛性人格障害と創造性及び病理……203
第一節　サルトルの自己愛と創造性……204
第二節　心理学的にみたサルトルの問題……215
第三節　サルトルの創造性の秘密……221
第四節　ニーチェと自己愛的性格……225
第五節　自己愛性人格障害と政治家……236

おわりに……242
参考文献……252

第一章

自己愛性人格障害

自己愛性人格障害は、一般的な説明はさほど難しいものではないが、いざ厳密に学問的な追究をするとなると、特にカーンバーグ（Kernberg, O）、コフート（Kohut, H）などの考えが入ってくるにつれ、きわめて難しいものになる。

特にコフートの考えは、いわゆる精神分析的な考えから離れた独自の考えで作り上げている自己愛であり、この説明となるときわめて困難な壁にぶつかるものである。

「自己愛性」という言葉は、まず一八九八年にヘイベロック・エリス（Havelock Ellis）が「自己愛」ということばを始めて導入したものである。

「自己愛」というのは彼によれば性的な倒錯であり、自分自身を性的な対象として見なす、というものであった。

フロイト（Freud, S.）はこの言葉を採用し、もっと一般的な自己没入、あるいは自己愛といったような一般的な態度にこの言葉を使った。

後にこの考えはいっそう広がり、精神分析家たちは、極端な自己愛そしてまた誇大性といったものを持っている概念に広げていった。それはこの自己愛は、自尊心が傷つけられたその反応として発展してくるというものであった。

一九八〇年代に入って、自己愛性人格障害という概念が取り上げられ大変な反響を呼び、そしてその意味するところは、病的な自己愛を意味するものとなった。このような影響には、ガンダーソン（Gunderson, J.G.）らが大きな影響を与えているものである。

しかしこの自己愛の概念は、他方でハインツ・コフート（Hinz Kohut）の理論的あるいは臨床的な研究から発展してきたものでもあり、コフートはあまり病理的な観点から自己愛というものを論じたものではなく、非病理的な自己愛に重点を置いて論じたものであった。

ＤＳＭ－Ⅳ－ＴＲによれば、自己愛性人格障害というものの基本的な特徴は、誇大性、賞賛されたいという欲求、共感の欠如といった要素から成り立っているものである。

こうした人たちは、自分の能力を過大評価し、成し遂げたことを誇張するのが常であり、しばしば自慢げでうぬぼれが見られる。

自分の努力を他の人も同じように評価してくれると陽気に思い込んでいることがあり、自分が期待してそれに値すると思っているように賞賛されないと驚くことがある。

自分の業績に対する評価は、しばしば他の人の貢献に対する過小評価を意味している。

そしてこのような人たちは、際限のない成功、権力、才気、美しさ、理想的な愛、といった空想に没頭しているものである。

自己愛性人格障害の人たちは、自分が優れており特別で独特だと信じており、他人からもそのように認めてもらうことを期待している。

こうした人たちは、自分は特別な人々か地位の高い人々にしか理解されないし、そうした人たちと関係を持つべきだと思っていることがあり、自分が関係する人たちを独特な、完璧な、または才能ある、といった言葉で表現する。

この障害を持つ人は、自分の欲求は特別で普通の人には理解できないと信じている。

この人たちの自尊心は、自分たちが関係している人に与える理想化した価値によって高められる。

彼らは、一流の人物、医師、弁護士、教師だけと関わっていることや、最高の団体に加入していることを力説することが多いが、質問をした人については、その権威をこき下ろすことが多い。

この障害を持つ人は、概して過剰な賞賛を要求する。ほとんどの場合、自尊心は非常に傷つきやすく、こうした人たちは自分がどれほどうまくやっているか、他の人からいかによく思われているかで頭がいっぱいである。これはしばしば、常に注目と賞賛を求めるという形であらわれる。

こうした人たちは、自分の到着が高らかなファンファーレで迎えられることを期待し、他人が自分の能力をねたまないと驚くことがある。たえずお世辞を求め、しばしばうっとりとする。

この人たちの特権意識は、理由もなく特に有利な待遇を期待することで明らかになる。

こうした人たちは、要求が満たされるのを期待し、そうならなかった時は当惑するか、激昂する。たとえば自分は順番を待つ必要はなく、自分たちの優先権は重要であるので他の人は譲るべきだ、と考えており、もし他の人が自分の重要な仕事を手助けしないときにはいらだつ。

この特権意識は、他人の欲求や必要性に対する感受性の欠如と結びついており、そのため他の人を意識的・無意識的に利用することになる。

こうした人たちは、自分が欲しいと思ったり必要だと感じたりしたものは何でも手に入るものと考えており、それが他の人にとってどうであるかはおかまいなしである。

たとえばこの人たちは、他の人の過大な貢献を当てにし、その人たちの生活に与える影響は気遣わずに酷使することがある。

こうした人たちは、誰かが自分の目標を助けてくれるか、そうでなければ自尊心を高揚させてくれると思えるときに限って、友人関係や恋愛関係を結ぶ傾向がある。

自分は特別だからそれに値する、と信じて特別な権利や資源をしばしば不当に用いることがある。

自己愛性人格障害の人は、一般に共感性を欠いており、他の人の欲求、主観的な体験、気持ちを理解することが困難である。

この人たちはしばしば他人をねたみ、あるいは他人が自分をねたんでいると思い込んでいる。他人の成功や所有物をねたんで、自分の方がその達成、賞賛、特権に値すると思うかもしれない。

他の人の業績をひどくこき下ろし、他の人の成果が認められたり賞賛されたりした場合には特にそうである。横柄で傲慢な振る舞いも、この人たちの特徴である。

こうした人たちは、しばしば気取った、尊大な、または恩着せがましい態度をとる。

たとえばこの障害を持つ人は、気の効かない店員の無作法や馬鹿さ加減に不満を言ったり、医師に対する恩着せがましい批評で診察を締めくくったりすることがある。

今述べたようなことを、ＤＳＭ－Ⅳ－ＴＲは、次のようにまとめている。

第一節　診断基準DSM－Ⅳ－TR

自己愛性人格障害

誇大性、(空想または行動における) 賞賛されたいという欲求、共感の欠如の広範な様式で、成人早期までに始まり、種々の状況で明らかになる。以下のうち、五つによって示される。

①自己の重要性に関する、誇大な感覚
②限りない成功、権力、才気、美しさ、あるいは理想的な愛の空想にとらわれている
③自分が特別であり、独特であり、他の特別なまたは地位の高い人にしか理解されない、または関係があるべきだと信じている
④過剰な賞賛を求める
⑤特権意識、つまり特別有利な取り計らい、または自分の期待に自動的に従うこ

とを理由なく期待する
⑥対人関係で相手を不当に利用する。つまり、自分自身の目的を達成するために他人を利用する
⑦共感の欠如。他人の気持ちおよび欲求を認識しようとしない、またはそれに気づこうとしない
⑧しばしば他人に嫉妬する、または他人が自分に嫉妬していると思い込む
⑨尊大で傲慢な行動、または態度

さらにＤＳＭ－Ⅳ－ＴＲによれば、自己愛性人格障害の人たちは人から批判されることは当然あり、それによって羞恥心や恥を強く感じ、そのため社会的な引きこもりや見かけ上の謙遜を引き起こし、誇大性を隠蔽し、保護することがある。

実際、日本のいわゆる引きこもりの中には、このような自己愛性人格障害の人たちがかなり見られるものと思われる。一番見られるのは回避性人格障害であるが、次いで比較的知的な人の中には、この自己愛性人格障害の人たちがおり、引きこもりつつも周りの人を軽蔑し、自分の能力が高いことをひそかに自慢にし、

親の前ではそのような表現をすることが多い。

自己愛性人格障害はＤＳＭ－Ⅳ－ＴＲによれば、青年期にはよく見られるが、そのまま自己愛性が一生続くことではないという。加齢と共にある程度是正されていくと考えられているようである。

自己愛性人格障害は、五〇～七五パーセントが男性であるという。また有病率は、臨床症例の中では二～一六パーセントの間であり、一般人口では一パーセント未満であると考えられている。

第二節　自己愛性人格障害の病理

このような自己愛性人格障害にあっても、もし能力がそれにともなっているならば、その自己愛の力がいっそう努力を引き起こし、創造的な仕事をする可能性を持っているものである。

コフートは、自己愛性人格障害ではなく、自己愛が健全に育った場合には、創造力とユーモアを育てることが可能な人たちであると述べている。

日本人の自己愛性人格障害を考える場合、文字通りアメリカ流のＤＳＭ－Ⅳ－ＴＲの診断基準に合った自己愛性人格障害も見られるが、多くは屈折した自己愛性人格障害が多いように思われる。

それは、日本は謙遜を美徳とするものであり、あからさまに自分を人前で褒め上げたり、人から賞賛を得ようとしたり、というようなあからさまな振る舞いは日本的な礼儀に反するものとされるものである。そして謙遜の美徳を発揮するあり方が強く要求され、そのために明白な自己愛性人格障害が現れにくいようになっているようである。

むしろ一見謙遜で抑うつ的でいながら、その内面はきわめて自己愛的である、という二重構造をなしているのが、よく見られるものである。

これは日本の謙譲の美徳を重視していると同時に、非常に防衛的な日本人の性格特性によって、威張る、誇大的に振舞う、あるいは横柄である、というようなことが、そう表面に出ないようになっているということである。

このように、いわば仮面を覆った自己愛というのが、日本人の大部分の自己愛性人格障害であるように思われる。

さらに自己愛を考える際に、欧米でもその考え方が大きく異なったものになっている。

フロイトは、自己愛から対象愛に向かうのが正常な人間のリビドーの展開と考えたものである。これは精神分析にとっては、今でも受け入れられている考え方である。

他方コフートは、自己愛はその人の誕生から生涯続くものであり、人間が生きる大きなエネルギーであると考えている。自己愛は病的ではない、という考えであり、むしろ健康なメカニズムであると考えているのである。

この意味でフロイトとまったく逆ではあるが、現在コフートの考えはかなり受け入れられ、評価されているものである。

しかし自己愛の障害となれば、現実にはコフートもカーンバーグもそれほど大きな差はないことになる。つまりフロイト的な自己愛の障害の「対象愛が欠如していることが病的」、とすることは、コフートにとっても、「自己愛が行き過ぎたものは病的である」ということと現実にはあまり変わらないことになるのである。

コフートの考えは簡単に言うならば、自分を愛する感情がなければ、人を愛することはできない、というもので、自己愛があればこそ対象愛も生じるということになるのである。

しかしフロイトは、自己愛は当然対象愛に変化し、自己愛そのものでいるならば、それは病的なものである、ということになるのである。妥当なものに修正されないでいってしまうのが自己愛性人格障害ということになるのである。

コフートについてもう一度説明すると、自己愛というのは親の理想化から発生するものと、自分自身を鏡に映してそこで自分のイメージを高いところに持ち上げていく誇大的な自己、あるいは鏡映化した自己と呼ばれている、二つの領域の自己愛の流れがあるとし、それが成長していくにつれ妥当なものに調整されていくのが、多くの人の人生である。

しかしそれが調整されずに残ると、自己愛性人格障害として様々な困難を生きるうえでもたらすのである。

第三節　ミロン（Millon, T.）による自己愛性人格障害の下位分類

道徳心を欠いた自己愛性人格障害

自己愛者の自信は、反社会性人格障害者の度重なる犯罪行為と結びつく。多くの人は、社会で成功し、法律を守っている。一部の人は薬物のリハビリテーショントレーニングのなかにいたり、若い犯罪者の治療施設にいたりする。あるいは、監獄や刑務所にいる。

この人たちは偶然に身を任せて生きており、何に対しても反対する人たちで、いかさま的である。他人を自分の利益のために利用する。このような人の多くは執念深く、自分の犠牲となっている人たちに対して軽蔑的な眼差しを向ける。

多くの自己愛者は正常な超自我の発展をとげるが、道徳心を欠いた自己愛者は社会的な影響を与える技術をもつ。内向化した道徳的禁止をほとんどもっていない。彼らは良心がなく、道徳心もなく、嘘をつくことも平気である。このような自己愛者は、単に不誠実で人を利用する以上に、他人の福祉に対しても欺瞞的な

無関心を示す。また、危険を冒すことにも積極的で、罰を受けることにも恐怖心を持っていない。

道徳心を欠いた自己愛者は、恨みのこもった満足ということを、しばしば行い、他人を軽蔑し、支配する。彼らは完全に自分自身の関心にのみ焦点を当て、真実ということに対して無関心である。そのようなことに直面したとしても、彼らは正当化された無実の態度をあらわす。たとえ悪いことをしても、礼儀正しさや品のある態度を見せて、自分の問題のある行動を否定する。もし、かれらに明らかに罪があるとするならば、彼らは自分の行動に無関心ないし冷ややかな感情を示す態度をあらわすということになるであろう。

自分のやったことが失敗したり、社会的に無責任であったりしても、彼らが持っている広範な空想や単純な嘘によって正当化する。

反社会性人格障害の傾向をより強く持っている人たちは、強くて傲慢で、恐れのない構えを見せつける。そして、自分の悪意ある傾向や頻繁な家族の問題や、法律的な混乱を作り出す際に恐れを示さず、傲慢さの傾向を見せつける。

他人との関係も、自己愛者が何らかの利益を得るかぎり持続する。多くの面で、道徳心を欠いた自己愛者は、誠実さを欠いた演技性人格者に似ている。

自己補償的な自己愛性人格障害

自分の欠点を補償していくタイプの下位分類は、自己愛的な性格の精神分析的理解を示している。補償的な自己愛者の人生初期の体験は、回避性人格障害や否定的な人格障害と違っているわけではない。いずれも人生初期に傷を負っている。彼らは劣等感や一般市民からの見方から逃げるという、回避性人格者のような失敗をするのではなく、忠誠心と怒りの間を揺れ動く否定的人格者とも異なって、優越感の幻想を発展させる。

彼らにとって人生とは、地位と名誉を得る欲望を満たすために懸命に努力することである。補償的な自己愛者は回避性人格者と類似して、極端に他人の反応に敏感であり、批判的な判断や否定する徴候がわずかであっても、気づく。ただ回避性人格者と異なって、補償的自己愛者は、他人やあるいは自分自身からくる失敗の感覚は深く隠そうとする。その代わりに、優越感という外観をつくろうのである。

彼らは、自分の内面の動きをある程度洞察できるが、それにもかかわらず、個人的な栄光と達成感を誇大的に空想するのである。彼らは自分自身の固有の人生を生きるかわりに、実際の世界とは関わりのない間違った演劇、あるいは想像上の演劇のなかに役割を求め続ける。彼らは現実にさらされた場合にはますます傲慢になり、他を無視するようになる。

好色的自己愛性人格障害

好色的自己愛者は性的な誘惑のゲームが得意であり、当然異性とのセックスの遊びに耽る。彼らは、そういう技術においてすぐれ、そそのかし、そして情緒的に恵まれていない人や、ナイーブな人たちを誘惑する。他方で、自分自身の快楽的欲求と性的欲望を満足させる。

彼らのゲームは、いつも排他的な関係を計画する。彼らは単に純粋な親しさを強く求めて多くの人との恋愛を競うのではない。

ある人は性的な運動家ともいえ、そういう人は単に性的な操作をたくらんでいるともいえる。一見、純粋な温かい愛情関係を望んでいるかにみえるが、しかし他人がそれを見つけたとき、彼らは落ち着きがなくなり、不満を感じる。繰り返される性的な力は強迫観念になり、自己愛者の力を強化するという勝利感を感じさせるだけである。

このように、他人を圧倒し、勝利を収め、彼らはその恋人を格下げして、また別のゲームを続けようとする。多くの場合、彼らのパートナーは単に肉体を与えるだけで、かりそめに自己愛者が利用しているにすぎない。

好色的自己愛者がある人との病理的な関係から次の病理的な関係に移ろうとするとき、自分の後ろに過剰なセックスや込み入った嘘をたくさん残していく。

直面化や批判、あるいは罰を与えることによって、このような自己愛者の生き方を変えることはできない。彼らは、嫉妬深い、品の悪い貧相な人間として、このような口やかましい人を追い出してしまう。

好色的な自己愛者は実質的に肉体の自己愛者であり、気が弱いながらも身体的な外見や洋服、あるいはほかの外見にいつも注意を向けている。

エリート的自己愛性人格障害

エリート的自己愛者は、いくぶんウィルヘルム・ライヒの男根期的——自己愛的性格の影響を受けているイメージである。

「このような人たちは自分に自信があり、傲慢でエネルギッシュである。あごひげをするなど印象的で、自分が社会的ランクの下のほうにいることはとても我慢できない人たちである」とライヒは述べる。

補償的な自己愛者のように、このような人たちは間違った防衛的壁をもち、自己イメージをより男性的にみせ、またより優れているように見せようとする。しかし、自分の深い劣等感を埋め合わせるというような人たちではない。彼らの感情は恐怖であり、ライヒによれば、このような人の多くは軍人やパイロット、スポーツマンによくみられるという。さらに法律家、外科医、さまざまな起業家というものも加えなければならないと思われる。

このような専門的職業をもった人たちは、多大な攻撃的勇気をもっており、ライヒは男根的自己愛者の中心的傾向とみなしている。彼らは自分自身を神の世界の人間のごとく思い、普通の人と並ぶレベルの人間ではないと考えている。歴史上ナポレオンやムッソリーニはこの種の典型的人物である。かれらはいささかサディスティックな傾向をもち合せていると言わざるを得ない。

このエリート的自己愛者は、ライヒのいう男根的自己愛者よりもいささか広い概念で、彼らは人の前で自己顕示欲を発揮しようとするが、その領域は知的領域や富の領域である。このような人たちは学校を選ぶ際にもできるだけ有名で権威のある学校にいく。さらに特別な排他的クラブに所属し、自分と同じような社会的レベルの階級の人としか結びつこうとしない。

彼らは自分に対して「自分は特別な人間である」という過度な欲求をもっているため、実際の自分と他人に見せようとする自己表象との間には、ある種の分裂が生じることになる。彼らの自分に対する優越感は確固としており、たとえばIQですら高いことを望んでいる。そして、自分がすべてにおいて成功する運命にあると思っている。

第四節　顕在的自己愛性人格障害と潜在的自己愛性人格障害

アーノルド・M・クーパー（Cooper, A.M.）は、自己愛というものの表現がDSM－Ⅳにあっては顕在型を中心として診断が作られており、それに負けず劣らず重要なのは潜在的自己愛性人格障害であるということを主張してきた。つまりDSM－Ⅳ－TRの自己愛の診断基準はカーンバーグを中心としたものであり、カーンバーグは顕在的自己愛性人格障害を前面においているものと彼は考えているのである。

確かにDSM－Ⅳ－TRの診断基準をみると、きわめて外向的で積極的な症状が多いことに気付かされるものである。特に日本人にあっては、このような基準に沿った自己愛性人格障害ということになると、それほど多くないといわざるを得ない。いや、むしろこのような積極的で外向的な自己愛性人格障害は、あまり見受けられないという風に考えられるものである。

日本人の場合にはどちらかというと、たとえ自己愛的な誇大性をもっていても、それを抑制しあるいは防衛しむしろ受身的で目立たない形でいることが多いように思われる。

たとえば「限りない成功、権力、才気、美しさ、あるいは理想的な愛の空想にとらわれている」というのがＤＳＭ－Ⅳ－ＴＲの診断基準にあるが、これは日本人の性格にはあまりみられないものといってよいものである。

また「過剰な賞賛を求める」という診断基準もあるが、これも日本人にあっては「過剰な」ということはあまりみられるものではない。静かに求めてはいるが、それをあえて行動上あるいは自己表現上それを求めるということはあまりみられるものではない。

また診断基準の九番で「尊大で傲慢な行動または態度」ということであるが、これも日本ではかなり抑制された形で表現されているものであり、明らかにそのような態度が見えている人はいっそう他者から批判されてしまうということが容易に予想がつくので、かなり抑制されていると思われる。

症例

たとえば次の症例を見てみよう。

二二歳の男性であるが、もう既に大学を一つ出ているが、その大学の在学中から別の国立有名大学をずっと受験していたが、毎年落ちていたのである。そのために家で暴れ、親が連れてきた患者さんである。

私の前ではきわめて礼儀正しく、およそ家で暴れるというのは予想しにくい雰囲気である。言葉使いも丁寧であり、

「あなたは今の大学を出てさらに別の大学に行こうとするのは、何か特別な理由があるのですか」と聞くと、

「私は国立大学でやりたいことがあるのです。それは日本の軍事上の問題を心配し、それに対応する研究をしたいのです。つまり北朝鮮のようにテポドンその他ミサイルがどんどん飛んでくるのに、日本はそれに対する防衛をアメリカに頼っているばかりだからです」と答えていた。

「でもその研究は、国立大学に行かなくても今の大学でも充分できることではないですか」と聞くのであるが、

「いや、そこでしかない情報があるわけですから、そこでないとできないのです」と話すのであった。

このように軍事上の意味を果たすために国立の大学を目指すということは、きわめて日本では異様なことであり、特殊なことと考えられるものである。

そのうちに話が進み、より深まった発言が聞かれるようになった。

「私の高校は、国立大学のその大学でないとまったく評価しないのです。そこの大学に入った人は先生に可愛がられ賞賛をあび、にこにこしていつも集まっているのです。しかし私はその集まりの中に入れないのです。そういう集まりにも行きませんし、家でぶらぶらしている方が気が楽です」

「じゃあ君は軍事上の目的をもってその大学に行くのではなく、その大学の名誉そのものが欲しいということなのかな」と言うと、しばらく黙っていた。

「それは否定しません。だってあれほど国立の大学に入った仲間ばかり高校の先生が賞賛し特別視するのを見ると、耐えられないほど私は嫉妬心を感じますし、元々私はそういう能力があるのだと信じているのです」

こう率直に述べていた。つまり軍事上の云々と言う話は単なる自己防衛のための説明であって、またその自己防衛として話も奇妙な内容であるが、本当はその大学の名誉を勝ち取りたいというのがそこでよくあらわれていた。

つまり「軍事上の目的の研究のために」というものの、実際はそこの大学に行きたいということであり、単なる銘柄のために行きたいのではないのかと考えられた。そのように言うと彼は、「そこの大学にはそこ独特の意味があるのです」と主張したのであるが、それは自己欺瞞であり、そんな研究がそこの大学に行ってもできないのは薄々知っているのであるが、あえてそういう目的を持っているということで、その大学の表面上の名誉を勝ち取りたいという欲求を隠すためのものである。

そのような動機から何度も何度もその大学を受験するのであるが、だんだん勉強しなくなり、とても入るレベルにはならなくなっている。またそのことを指摘すると

「いや、入りやすい学部でもいいんですけどね」

と小さい声で述べていた。これが彼の本音なのである。軍事上と言いながら、結局は「文学部でもいいんです」と語るということは、その欲求のあまりの開きに

びっくりさせられたものであった。

このような患者の場合、ＤＳＭ－Ⅳ－ＴＲの自己愛性人格障害に当てはまらなくはないが、しかしはるかに抑制されており、充分に注意して話を聞かないとその自己愛性人格障害の様相がみえなくなってしまうものである。

ガンダーソンらの研究でも、ＤＳＭの自己愛性人格障害の概念は部分的にしか役に立たず、この障害に対する臨床家の認識とＤＳＭ診断基準の間には重要な隔たりがあるということを述べている。

ＤＳＭ－Ⅳ－ＴＲでの自己愛性人格障害の表現型としては、攻撃的、顕在的、外向的なタイプを強調している。これは既に述べたように、カーンバーグによって記載された自己愛性人格障害といってよいものである。

クーパー（Cooper, A.M.）、マスターソン（Masterson, J.F.）、アクター（Akhtar, S.）、トムソン（Thomson）、ギャバード（Gabbard, G.O.）、ロニングスタム（Ronningstam）らは、自己愛性人格障害は明らかに二つに分類可能であるということを提示している。

「そうぞうしく、見栄っ張りで、自己中心的なうぬぼれ屋」という自己愛者のなじみの概念だけでは、自己愛性人格障害の全体を表現するには不十分である。「恥ずかしがり屋で、おどおどして、抑制的な人々」にあっても自己愛性人格障害と言わざるを得ない人たちがいるということを、彼らは主張するのである。

クーパーとロニングスタムは一九九二年に次のように述べている。

「これらの患者はみな誇大的で自己顕示的な幻想をもち、自己満足が持続できなくなってしまうのではないかとの懸念から、他者との深い結びつきを保持できないという共通の特徴を持つが、表現型は異なっている。これらの患者は自己愛的活動の大部分を空想の中で行い、その空想を人に知られないように隠している。彼らの自己表現からは、恥ずかしがり屋で慎み深い人に見えるし、ときに深く共感的であるようにみえることもあるが、他者に純粋な関心があるように見せたいという彼らの内気だが根強い願望を周りがそのように取り違えているだけである。しかし彼らは持続的な人間関係を維持することができず、自分の身近にいる人々を陰で中傷したりうらやんだりして、時に相当な業績を上げたとしても、自分のことを褒めることができない。彼らは外部からの賞賛のみに反応し、それさえも自分が詐欺的と感じてしまうので、長くは続かない。より軽度の自己愛性人格障害患者はまた、他者の欲求を共感的に受け入れることができる。それでもなお彼らの激しい自己没頭のために、他者の欲求に刹那的ではなく答える能力は、著しく損なわれている。たとえばある患者は自分の親を亡くした友人と話すときに、深い同情を示すことができたとする。しかし二日後には、彼は友人の母親が死んだことさえ忘れてしまっている。これらの患者は自分の人間関係が表面的であるということに内的な罪の意識と空虚感を抱いており、他人に対して思いやりを欠いていることが結局はあらわになって、人間関係が損なわれてしまう…」

アクターらは、自己愛性人格障害の顕在型と潜在型を比較する一つの方法を示している。構造化面接、自己陳述、あるいは一回の面接だけでは、自己愛性の病理の現象の広がりをとらえることは困難であろう。その中で転移および逆転移という相互作用が発展してくるような構造をそなえた面接を何度か重ねて初めて、広範な自己愛性の病理を正確に診断することができるだろう、と述べている。

これらは『自己愛性の障害』（ロニングスタム編、金剛出版）に書かれているものである。

ギャバードは一九八九年にこの二つの型を、「鈍感型」つまり他者との関係における自分の尊大さや自己顕示性の影響に気付いていないと、「過敏型」つまり他者の反応を過剰に気にして自己主張、あるいは自己顕示的な行動を抑制する、とに分けている。

またガーステン（Gersten）はこの二つの分類を、「自己愛性人格障害のⅠ型（明らかに誇大的）」というものと、「自己愛性人格障害Ⅱ型（明らかに脆弱）」と分けることを提案している。

ローゼンフェルト（Rosenfelt 一九八七年）も自己愛性人格障害の二つのタイプについて、「鈍感型（thick-skinned）」「敏感型（thin-skinned）」に分けることを提唱している。

またクーパーは、自己愛性人格障害の自虐性を強調している。これは先ほどの日本人の症例の中でもみられる部分でもある。

「自己愛性人格障害の自虐的側面は、潜在型自己愛性人格障害においてより明白であるが、顕在型自己愛性人格障害において対人関係上の困難や、しばしば彼らが野心を達成できないという事実の多くの部分を説明できる重要な側面である」とクーパーは述べている。

そのためクーパーはこの障害を、「自己愛―自虐性人格障害」としたほうがより正確に現象をあらわしていると述べている。

潜在型の自己愛性人格障害者は、ＤＳＭ―Ⅳ―ＴＲに示されるような外向的で攻撃的、顕在的な側面の裏側にある、もっと複雑で防衛機制や抑制が効いた人たちであり、ＤＳＭ―Ⅳ―ＴＲでは、潜在的自己愛性人格障害を見落としているといってもよいかもしれない。それはまた日本人の患者特性をあらわすにも、この潜在的な自己愛性人格障害はきわめて重要なものである。

潜在性自己愛性人格障害の人たちは、顕在性の行動パターンである自己顕示性、強い競争心、攻撃的願望というような方向性に対して葛藤的であり、時には罪の意識を感じてしまうものである。

したがってこれらに対する防衛が必要であり、その防衛の行動が潜在型自己愛者の特徴なのである。

このような幻想が受け入れがたいと感じた厳格な良心によって一つの障壁が設けられ、この障壁はこれらの幻想は押さえ込むべきであり、受け入れがたい願望を心に抱くことに対して罪の意識を感じなければならないと考えている。

別の面から指摘するならば、潜在型自己愛性人格障害は超自我が発展しており、その超自我は攻撃的な自己愛性特性をよく見抜いており、それを抑制するものなのである。

このような潜在性自己愛性人格障害は、初期の面接では充分に見出すことはできず、やはり深く話し込まないとみえてこないようである。患者自身も、自分の心的防衛の最終段階にある抑制的な行動しか目に入らず、自分のことを恥ずかしがりやで自己主張できない人間であり、当然受けるべきものも得られない性格であると考えているかもしれない。

そしてまたクーパーらは、このような潜在性自己愛性人格障害の人たちは完璧主義者であると考えている。つまり自分のあるべき姿、あるいは自分が生み出すべきものに関する幻想があまりに誇張し誇大的であり過ぎるので、実際のいかなる業績も自身が生じる基準を満たしえないということなのである。

この無意識の高い幻想と現実の食い違いは罪の意識をさらに深め、自分が設定した基準を満たさないということで良心から無情な攻撃をあび、さらに誇大性と並存する自己の無価値感にも発展する可能性を持っている。

このような潜在性自己愛性人格障害の人たちは、けっして誇大性やら万能感というものが欠如しているというのではなく、彼らの完全癖の考え方が、自分の持っている誇大性に対してそれに達していないと感じる細かい感受性が、かえってその強い万能感や誇大性を抑制してしまうと考えているのである。

このような潜在性自己愛性人格障害の人たちは、充分な自己主張の能力を欠いているために、自分が特別な存在であるといったことに対しても自己主張を抑えるのである。したがって外向的自己愛者が、自分と同等の能力のある人とのみ友達になるということに関しても、彼らはそのように能力のある人を選ぶということはない。むしろ能力が劣っている人を選ぶ。

これはまた裏を返せば、能力の劣る人と付き合うことで彼らの自尊心を救済するという、英雄的な行為が潜んでいるものと考えられている。

このような潜在性自己愛性人格障害者たちは、自分の優れた資質について自分では確信がもてないため、彼らは自分のよさが過小評価されているか、そしていかに他人が本来は自分のものであるはずの成功の名誉を奪い取っているかなどと、苦痛と快感の入り混じった感情と共に考え込むことに時間を費やしているのである。

かくてこのような潜在型自己愛性人格障害者は、自分の業績を示すことを怖がり、実際になしえたよい仕事に対する評価を受け損なう。彼らは「もしできなかったらどうしよう」と戦々恐々として、自分の能力の範囲内で充分できる仕事でも先延ばししてしまう。この際彼らのうわべに表れる態度は過度に内気で慎み深く、恥ずかしがりやということになる。

さらに対人関係において、相手を不当に利用する、つまり自分自身の目的を達成するために他人を利用するということに関しても、潜在性自己愛性人格障害者たちは自虐的防衛を優先させるものである。

そのため患者は利用する人よりもむしろ、利用されてしまう立場になるのである。

クーパーによれば、カーンバーグ的な積極的あるいは外向的自己愛性の病理は、反社会性人格障害と境界性人格障害であろうと述べている。したがってこのような外向的な自己愛性人格障害のみでは今述べたように不十分であり、潜在型と顕在型と二つに分ける必要があると主張する。

自己愛性人格障害の二つの概念の特徴

①自己概念

顕在型は誇大性、ずば抜けた成功の幻想へのとらわれ、自分が特別な存在であるという過剰な意識、自己満足しているようにみえること。

それに対して潜在型は劣等感、不機嫌な自己懐疑的態度、恥辱心を抱きやすい極端な傾向、傷つきやすさ、栄光や権力を手段を選ばず求めること、批判や現実的挫折に著しく過敏な態度がみられるとする。

②対人関係

顕在型は数は多くとも浅薄な対人関係。他人からの賞賛を強く欲しがる態度。時に偽りの謙遜で隠蔽される他者への軽蔑。共感の欠如。集団活動に本音で参加できないこと。家庭生活において子供の価値を配偶者の価値によって評価すること。

潜在型は、心から他人に頼ったり信頼することができないこと。他人の才能、所有物や深い対人関係を結ぶ能力への慢性的な羨望。世代境界を無視する態度。他人の時間への無配慮。手紙の返事を書かないこと。

③社会適応

顕在型では、社交的魅力、しばしば成功もする。もっぱら賞賛を得たいがためのたゆまぬ精勤。強い野心。外面へのとらわれ。

潜在型では、いつもおさまらないあてどなさ。仕事に深くかかわろうとしない態度。好事家的態度。多岐にわたるが表面的な興味。慢性的な退屈感。しばしば間違った知識に基づいていたり、人まねの美的嗜好。

④道徳基準・理想

顕在型は、戯画的謙遜。金銭的なことなどを重視していない実生活でのそぶり。裏のある特異な倫理観。社会政治関係に熱心なそぶり。

潜在型は、気に入られるためには簡単に価値観を変える態度。病的うそつき。

物質主義的生活様式。非行傾向。民族や道徳問題に関する過度の相対論。権威に対する不遜な態度。

⑤愛と性

顕在型は、不安定な結婚生活。冷酷かつ貪欲に誘惑する態度。婚外交渉と性的乱脈さ。抑制のない性生活。

潜在型は、愛情を持続できないこと。恋人は自分自身の興味、権利、価値観を持つ別の人格であると認めることができないこと。近親相関タブーを真に理解できないこと。時に随伴する性的倒錯。

⑥認知様式

顕在型は、印象的なほどの物知り。独断的で自説に固執する態度。しばしば驚くほど理路整然とした発言。現実の自己中心的認識様式。言葉を愛すること。知識を得るのに手っ取り早い方法を好む態度。

潜在型は、しばしば子細なことにとどまる知識。特に名前など細かい事を忘れてしまう傾向。新しい技術の学習困難性。自己評価を傷つけられそうになると現実の意味を変えてしまう傾向。自己評価を調整するために言葉や話を用いること。

このようにクーパーは、自己愛性人格障害の顕在型、潜在型をそれぞれの自己概念、対人関係、社会適応、道徳基準理想、愛と性、認知様式というレベルから分析しているものである。

このように自己愛性人格障害を顕在型と潜在型に分けるクーパーの考えは、ガンダーソンやマスターソン、アクターらに既に指摘されており、クーパーはそれをきわめて妥当な方法で分けている。

このような潜在的な自己愛性人格障害は、既に述べたように日本人にはきわめて有効であると考えられる。また理論的に考えても、ＤＳＭ－Ⅳ－ＴＲの自己愛性人格障害の診断基準はあまりに外向的で攻撃的であり、それに対する防衛は当然通常行われるはずであり、特に知的な自己愛性人格障害者は内面深くにはそのような自己愛的な傾向を持っていたとしても、表面は良心的なモラルから抑制し、むしろ恥ずかしさ、傷つきやすさというものが前面に立っていることが多いものであり、このような複雑な防衛メカニズムを表現していなければ、本来的な自己愛性人格障害の全貌を明らかにすることにはならないものと思われる。

第五節　自己愛性人格障害と他の疾患の関係

ロニングスタム（Ronningstam）の一九九六年の発表では、自己愛性人格障害にみられる合併症についての研究調査をしている。それによると自己愛性人格障害は特にＡｘｉｓＩ、いわゆる通常の精神障害と特別な関係を持っているものはないとしている。

しかしながら自己愛性人格障害は、一般的精神障害（ＡｘｉｓＩ）が生ずるその症状を修飾するものである。

さらに自己愛性人格障害と双極性障害（躁うつ病）とは、根本的には生物化学的な関連があると思われる。

そしてストームベルグ（Stormberg）とロニングスタム、ガンダーソンとトーエンは一九九八年に、双極性障害の患者さんは自己愛性人格障害の診断基準のほとんどの症状をあらわすが、それは躁の状態の時であると述べている。もはや躁病でない時、その双極性障害（躁うつ病）の病理的なレベルの自己愛というものは、もはや普通の一般的な精神障害の患者よりもけして高いものではない。

ある報告では、自己愛性人格障害はＰＴＳＤ（外傷後ストレス障害）の症状を重くするといわれている。それはおそらく全能ともいうべき自己愛性人格障害の人は、何度も死にまつわる出来事と直面しているからだと思われる。

自己愛性人格障害の力の誇示や能力の誇示、あるいは自信というものを考えれば、不安性障害が自己愛性人格障害に見られる率というものは、比較的他の人格障害よりも低いものである。

ただ自己愛性人格障害者は、彼らの根底にある劣等感や恥の感情というものと結びついていると、多くの不安を感じるものである。

強迫性人格障害のように、強迫性障害に至る道というものはその完全性ときわめて強くかかわるということである。

しかしながら自己愛性人格障害の人は、自己の完全性というものが汚されることをおびえることから強迫的になる、つまり強迫観念的になるものである。

また社会恐怖というものは、恥の経験から生じてくるものでもある。つまり自己愛性人格障害は恥に敏感なので、その恥の体験は社会恐怖（social phobia）を生み出すことになる。

自己愛性人格障害者にとって誇大性とうつ気分というものは、一つのコインの裏表である。自己愛性人格障害者は自分が完全であり万能であるということを確信した場合には、彼らの誇大的な防衛はしっかりしたものになる。そうでないと自己愛性人格障害の人は、許されるべき人間というよりも、本質的に無効な人間として感じ始めるものである。

自尊心が脅かされることは、人生の中年期にあたってもっとも恐怖なものである。若さを失い、美しさを失い、エネルギーを失い、それらはみな年とともにあらわれてくるものなのである。

このような時期の中高年の自己愛者というものは、恥に打ち負かされ、自殺の考えも経験するものである。ある人は衝動的な試みを行うものであり、そしてまたある者は、確かに成功することもある。

妄想性障害

自己愛性人格障害の人が再三失敗を経験し、そしてまた否定できないほどの逆境を経験すれば、彼らは自然にそのような出来事を自分の外にある力や出来事のせいにするものである。そしてつまりは、妄想ないし妄想性障害というものに至るのである。

自己愛性人格障害者は時に、みんなで共有している考えを修正するということをしようとしないものである。彼らはもし個人的で人工的な世界というものを認めるなら、彼ら自身現実と接触しない、奇妙でゆがんだ方向の考えを作り始めるのである。

自己愛性人格障害の人は、自分を輝いてそして優れているものとして見ているものなので、明らかにそのような自己愛性人格障害者と同じほどの能力があり、かつ悪意のある自己愛者によってのみ、その自己愛者の成功は妨害されるものである。こうなると彼らは、その類似の自己愛性人格障害者の偶然の行動の中に、その隠れた敵意のある意味を見出すであろう。そして純粋無垢な行動は悪意ある動機を隠していると確信するようになる。

このような被害妄想は、誇大的な自己を守り最悪の没落から防ごうとするものである。そして病理的な自己愛性人格者と妄想性人格の間につながりを見つけてしまう。

ある場合には妄想性人格障害者は、自己愛性人格障害者と同じように自分の自尊心の感覚を膨張させることになる。

妄想性の症状というものは、敵意ある環境、つまりは自己愛者を基本的なところで脅かす敵意ある環境に対する防衛的な適応を示すことになる。

こうなってくると現実には自己愛者や妄想性人格者は、自分の同僚が自分の発見の種を盗んでしまった、などとするものである。

その他の人格障害

自己愛性人格障害と境界性人格障害との違いは、自己愛性人格障害は特有の誇大性がある。そしてまた自己像が比較的安定してる。さらに自己破壊性、衝動性、見捨てられる不安が比較的欠けていることもまた、自己愛性人格障害を境界性人格障害から区別するものである。

また成果を過度に自慢すること、情緒の誇示を比較的欠くこと、他人の感受性に対する軽蔑は、自己愛性人格障害を演技性人格障害から区別するのに役に立つ。自己愛性人格障害を持つ人は注目されることを非常に必要とするが、演技性人格障害の場合には賞賛してくれるような注目を特に必要とする。

反社会性人格障害と自己愛性人格障害は、扱いにくく口達者で、表面的で他人を利用し共感に欠けるという傾向を共有している。

しかしながら自己愛性人格障害は必ずしも衝動性、攻撃性、人を欺くことという特徴を含んでいない。加えて反社会性人格障害を持つ人は、他の人からの賞賛やねたみを必要としないし、自己愛性人格障害を持つ人は普通、小児期から行為障害の既往歴や成人になってからの犯罪行為を欠いている。

自己愛性人格障害の人と強迫性人格障害の人は共に完璧主義を信奉しているが、自分でなければできないと信じている。このことにともなう強迫性人格障害の人の自己批判とは対照的に、自己愛性人格障害の人は完璧にできたと思い込みやすい。

分裂病質人格障害や妄想性人格障害の人は、疑い深さと社会的引きこもりによって、自己愛性人格障害の人と区別される。これらの特性が自己愛性人格障害の人に存在する場合、それは主に不完全さや欠陥が顕わになることへの恐れにより生まれる。

誇大性は躁病エピソードまたは軽躁病エピソードの一部としても出現しうるが、それにともなう気分変化や機能障害が、これらのエピソードを自己愛性人格障害から判別するのに役立つ。

筆者が自己愛性人格障害の治療を行っている場合、大体彼らはうつ病でやってくる場合が多い。しかし本格的なうつ病というよりも、気分変調性障害、つまり慢性軽症うつ病といったような形でやってくることが多いものである。

うつ病とはいえ、きわめて多弁だといえよう。本格的にうつ病ではない時に、彼らは薬を使うことを嫌う。自分の身体が傷つけられること、あるいは薬を飲むという患者にさせられるという自尊心が傷つくこと、誇りが傷つくこと、万能感が傷つくことと結びついているように思われる。

日本は自己愛的な人格障害の軽症タイプはみられるが、重症タイプはあまり見られないように思われる。それは文化的なものが絡んでいるのではないだろうか。

つまり日本では謙譲の美徳というものがあるものであり、そのためにこの自己愛的な誇大感あるいは万能感というものを抑制するような文化風土があるためだと思われる。

つまり自己愛性人格障害の主なる誇大的、あるいは万能感的な態度は、文化的に抑制されてしまっている可能性がある。つまりはクーパーの言う潜在的自己愛性人格障害者が日本に多い、と考えている。つまり顕在性自己愛性人格障害者はあまり多くないと考えている。

さらにまた我々は、軽い自己愛傾向の人が他の精神疾患、たとえばうつ病がもっとも多いとして、パニック障害、あるいは強迫性障害、気分循環性障害、気分変調性障害といったような障害の中に、自己愛の傾向が如実に見られるという言い方の方が我々日本人の自己愛性人格障害のとらえ方としてはより多くみられ、かつまた妥当なことが多いように思われる。

しかし日本でも昨今、アメリカ化されている日本人が多くなっており、これからますます日本の謙譲の美徳といったような文化背景が薄れるにつれ、自己愛性人格障害が増えてくるものと考えられる。

確かにかつてよりも、自己愛性性格は顕著に多く見られるものであり、役人の世界、教師の世界、あるいはまた会社組織であれ銀行であれ、多かれ少なかれ自己愛的な人は、かつてよりもはるかに多くなっているものである。

アメリカは個人主義であり自己主張の国であり、そのような文化風土は自己愛性人格障害を多く生み出す文化背景を持っているということはいえるものである。

筆者もアメリカで一年ほど暮らし、その後も時々学会で滞在することがあるが、アメリカの方がはるかに自己愛性人格障害が多いことは、自分の実感でもよくわかるものである。自己主張しない人こそまさにモラルの低い人、正義感の低い人ということになり、日本のように「自己主張が強い人は自分勝手な人」とはまったく異なるだけに、アメリカの文化にこそ、自己愛性人格障害はきわめて多いものと思われる。

第二章

自己愛性人格障害の発展の歴史

第一節　自己愛性人格障害の概念の歴史

自己愛、つまりナルシシズムという言葉を初めて使ったのはエリス（Ellis）であり、それを性的な倒錯として使ったのはナッケ（Nacke）である。

このような二つの考えが、精神分析の領域に入ってきたのであった。既に述べたようにフロイトは自己愛を当然、性的倒錯として考えていた。

それはまた、最悪の場合には精神分裂病に至るものともフロイトは考えていた。精神分裂病とはフロイトにとっては、リビドーが内に引きこもることであり、自分が自己愛に閉じ込められることであると考えていたからである。

アブラハム（Abraham）は、このような自己愛の強い人たちの分析においては転移抵抗が強いということ、つまり治療者に対して見下す一貫した態度や考え方がみられるということを述べている。

このような転移の解釈抵抗の強さが、ひとつの自己愛性人格障害の特徴でもある。つまり治療者すら、対抗すべき権威の一人として見なし、それに屈することを屈辱としているのである。そのために強い抵抗を示し、治療者を打ち負かそうとすら考えていることが多いのである。このようなことを、アブラハムは主張したものである。

ウィルヘルム・ライヒ（Reich, W.）は一九二〇年頃に、自己愛的な人たちを「男根期――自己愛的、phallic――ナルシスティックス」と名づけた。そしてその性格を明らかにした。

つまりこれは、精神分析で言うところの男根期の時期に固着し、それに強く愛着を示す性格という風に考えられるが、もっと簡単に言うならば、「男であることに限りなく愛着を感じる性格」、つまりは自分は誰よりも力があり能力がある、というものに自信を持ち、顕示欲の強い性格であるということをライヒは主張するのである。

ライヒは自己愛を、自尊心の病的調節障害だと考えていた。このような自尊心を調節障害と考える考え方は、今現在の自己愛性人格障害にとっても取り入れられているものであり、特にカーンバーグ（Kernberg, O.）は、自己愛を自尊心の調節障害とまとめていることからも、カーンバーグ自身もライヒの影響を強く受けていることが分かる。

ライヒにとって自己愛は、古典的なフロイトの概念と同じように、自己愛性の発生源は男根期に固着したものである、と考えた。

またウェルダー（Waelder, R.）は一九二五年に「自己愛性人格障害とは、へりくだった優越感の雰囲気や自己への過度な関心、自分の知的能力に対する傲慢な考え、他人への共感の欠如」ということを取り上げて、自己愛性人格障害を説明している。ここで「共感の欠如」ということを指摘した点がウェルダーの重要なポイントであり、現在ＤＳＭ－Ⅳ－ＴＲにはこの「共感性の欠如」を取り上げられていることを考えると、ウェルダーの無視できない貢献である。

また次に重要な貢献をした人物は、カレン・ホーナイ（Horney, K.）である。一九三九年に、ナルシシズムの中心的な特徴を次のように記している。

「自己愛的な人格とは、本質的には自己のインフレーションであり、心のインフレーションである。つまりは、経済上のインフレーションと同じで、実際よりも高い価値を人に見せつける。人が彼を愛したりほめ称えたとしても、実際の根拠はない。

同様に、このような自己愛的な人は愛情や賞賛をいつも他人に期待しているが、実際に彼が持っている資質からすると、それに見合う力をもっていない」と述べている。

カーンバーグは、自己愛というのは自尊心の調節の障害と考えられるとしている。したがって自尊心が正常に調節されているならば、それが通常の大人の自己愛であり、特に問題になるものではない。

この点はコフートの「自己愛が過度でなければそれは当然の自己愛であり健全である」ということと類似しているものでもある。

カーンバーグは自己愛をその重症度にしたがって、正常から病的なものへと分類することを提案している。それには六つの分類が記されている。

①正常な成人の自己愛

正常な成人の自己愛は、正常な自己評価の調節機能を保っており、また正常な自己構造に依存している。

正常な自己構造とは、以下のものと関係している。

正常に統合され、あるいは全体的に内在化された対象表象。統合され、大幅に個性化され、抽象化された超自我。そして安定した対象関係と価値システムの枠の中で、本能的欲求を充足できることなどである。

これは、まとめるほどのものでもないが、要は正常な自己評価の調節機能を保っているということ、それによって統合が充分であるということ、さらに全体的にバランスよく統合されているということ、そして個性化されているということ、それから超自我が充分に抽象化されているということ、ということが、正常な成人の自己愛であると述べている。

②正常な子供の自己愛

幼児的な自己愛の目標への固着ないし退行は、あらゆる性格病理の重要な特徴をなす。正常な子供の自己愛は、正常な子供の価値システム、要求あるいは禁止などを包含している、年齢相応の満足の仕方による自己評価の調節から成り立っている。

次いで病的な自己愛は、三つのタイプに分かれている。

(1) **幼児期の自己評価の調節障害への退行**

これは自己愛性人格障害の軽症なタイプを示しているものである。正常な子供の自己愛の水準に、正確に固着ないしは退行していることを意味する。たとえば、成人期にあっては普通断念されるべき子供のような欲求充足を表明したり、あるいはそれに対する防衛が過剰に見られる、ということである。

(2) **自己愛性対象選択として記述されたもの**

患者の自己は対象と同一視され、同時に患者の幼児的な自己の表象は、対象へ投影される。かくして自己と対象の作用が入れ替わってしまうような、リビドー的関係が見出される。

実際はこれは、自分が愛されたいと願っているような仕方で他者を愛するような人々に見出される。

(3) **病的自己愛の最も重篤なタイプ。自己愛性人格障害とされるもの**

病的な自己愛性人格障害の人たちはまず、病的な自己への愛があるということ、二番目に病的な対象愛があるということ、そして三番目に病的な超自我に執着する、ということが見られるものである。

病的な自己への愛というのは、過度な自己言及および自己中心性の形で表明される、つまりは露出狂的傾向に反映される誇大性や優越意識、無頓着、そして彼らの並外れた野心と成し遂げることができたものとの解離などを、顕わにする。彼らの誇大性は、しばしば幼稚な価値、身体の魅力、力、富、衣装、生活様式などの中に表現される。

つまりすべてのレベルでの誇大性が、病的な自己への範囲に最も特徴的である。病的な対象愛は、過剰な嫉妬により明らかになる。これは、嫉妬心が存在することをごまかしたり否認したりする自覚的な心の中に反映される。

他者に由来するものを取り入れると同時に、といりいれたものを脱価値化するという手順からなっている。

また病的な対象愛は、他人に頼ることができないということにもあらわれる。

一時的な他者への理想化は、すぐに脱価値化されてしまうものである。これは他者に共感することができず、他者と本音で関わることができないことを示している。

このような超自我は子供じみたものであり、自己評価とプライドを守ることを目標としている。外部から賞賛されることへの並外れた依存性は、彼らの未熟な超自我機能を間接的に反映している。

最も病理性の低い自己愛は、社会の現実でも適応的であるように思われる。彼らは自分には情緒的な病があるとはほとんど自覚していないが、慢性的な空虚感や退屈感、そして認められることや成功することへの普通以上の欲求には気づいている。

彼らはまた、他者への共感ができず、感情的に入れ込むことができないことにおいて明白なものである。

このようにカーンバーグの自己愛の考え方は、フロイトとも異なり、むしろややコフートに近いものといえる。

又彼は、正常な自己愛から病的な自己愛まで、連続的なものであると考えているものである。そして正常な自己愛は、当然それは自分の自己実現に重要なものであると考えているのである。

しかし病的な自己愛は既に述べたようなもので、最も病的な自己愛となると、衝動コントロールや不安への抵抗力の欠如、昇華能力の深刻な無力化、爆発的かあるいは慢性的な怒りの反応が生じやすい傾向、重篤な妄想的歪曲などが見られるものだとカーンバーグは述べている。

自己愛の古典的な考えでは、特にフロイディアンの考えでは、自己愛は発達的な停止であり、より前の段階の固着ないし退行である。

コフートはこのようなリビドーの段階的な流れを受け入れず、初歩的な自己愛リビドーというのはそれ自身の発達的な流れを持っており、その大人の自己愛に向かってそれは連続しているものと考えている。

むしろ自己愛というのは、健全な場合には自分自身の成熟な自己愛のプロセスに向かって展開していくものである。たとえばこのプロセスは、ユーモアとか創造性といったものを含んだプロセスでもある。

このような自己愛的な発展の結果、凝縮した自己の構造というもの、つまりセルフというものが最終的に展開してくるものだと考えているのである。

コフートによれば、自己愛の発展の病理というのは、二つのうちの一つ、つまり二つの領域における自己成熟，つまり誇大自己と理想的親のイマーゴの自己成熟の，二つの領域の自己成熟統合の失敗から生じるものと考えるのである。

またコフートによれば，子供たちが幻想を破壊され，拒否され，冷たく扱われ，非共感的な養育を初期の段階で受けたとすると，自己の初期の発展は深刻な病理に至る。たとえば精神病やボーダーライン状態などが生じてくる，と論じている。子供は，自分が価値があり評価されているという感情から満足や自信を発展させるが，それが失敗したとなるとこれらの子供は自己愛的な賞賛を大人から得ようと必死になる。

親の無関心や拒絶によって自己の母親を理想化できない子供たちが生じ，このような冷たい母親，あるいは無関心で拒絶する母親によって，子供が母親を理想化できなくなると，子供の心は荒れ，うつ的になり，空虚となる。

また大人になっても理想化した母親代理の人物を探そうとする。しかしこのような代理の母親も，自己愛者が望むような万能感的力を示すことはできない。

コフートにとっては，自己の発展にとって二つのプロセスが重要である。一つは理想化であり，もう一つは鏡面化である。誇大化とも表現されている。

理想化というのは、自分の同一化を目指す相手の理想化である。大体は、親ということになる。

鏡面化は、自分を鏡に映した場合に自分は力があり有能なものと感じようとする、自己愛そのものの力である。

自己の発展は通常、鏡面的自己対象と、自己対象の理想化が、共感的な関係を持って適切に進んでいくのが理想である。

コフートは自己愛的な精神病理とは、本質的に母親の共感的な機能の外傷的な失敗と、理想化のプロセスの順調な展開の失敗から生じると考えている。

このような外傷的なできごとによって発達停止を起こして、蒼古的で幼児的な誇大的自己のレベルで固着が起こり、理想の自己対象を永遠に求めようとする。

またコフートは、過大な自己とは、つまり鏡面的な自己とは、病理的なものではなく、正常な発達段階に当然みられると考えている。正常な共感性があれば、その過大な自己は、次第に不必要なものとして諦められるようになってくる。そして幼児的な要求も、次第に変形して現実的な野心に変化していく。この時期に母親の共感性に広く障害があると、子供の発達は停止してしまう。こうして、過大な自己は、「悪い世の中」に対抗するための防衛として存続することになる。

多くの研究者は、自己愛性人格障害の周辺というものは、自己のまとまりのレベルから様々に論じているものであることが、次第に明らかになってきた。

クーパー（Cooper, A. M.）は一九八〇年代に、自己愛性人格の様々な側面を表現した。つまり、統合された自己イメージの中心的役割や、マゾ的な様相を示す傾向との絡み合いについて論じた。

クーパーは一九八四年に次のように書いている。

「正常な自己発展の重要な側面は、内面化され統合された自己イメージの達成に向かう。さまざまな研究者がこの統合的な発展や失敗というものを、いろいろな形で書いている」

コフートは凝集性が欠け弱まった自己について語り、カーンバーグは、自己表象における分裂機制（splitting）のことについて語った。エリクソンは自己同一性の障害について語り、ウィニコットは、間違った自己（fales self）について語った。

このように多くの研究者は、自己愛性人格障害者にとって、自己感がまとめられているのか、凝集しているのか、統合されているのか、内面的な自己感が明確になっているのか、ということが中心的な重要さを持っていることを強調している。

またガンダーソン（Gunderson, J. G.）は次のように言っている。

「自己愛的な障害を持っている患者は自分の歴史を報告するが、その中には、他人が自分に対して嫉妬していることで敵意を向けたり、疑いを向けたりすることが多い」

と述べている。

「彼らはまた、この嫉妬のために、『他人は自分を傷つけようとしている』と考える。また自分の仕事の邪魔をしたり、自分の仕事を消そうとしたり、背後から自分を批判するというような下心をもっていると考えるのである。価値下げや侮辱という感情は、いつも多くの人に向けれられる。その感情はとくに、自己愛の人を裏切ったり、失望した人たちに対して、顕著にあらわれる」という。

マイケル・ストーン（Stone, M.H.）は一九九三年に自己愛の背景について、次のように述べている。

「自己愛の傾向は、理想の養育から両極端の方向に、かなり変異しているものである。極端に甘やかされたり、極端に無視されたり、多くを期待するか、ないしはまったく期待しないことになる。このような両極端から自己愛の傾向が発展してくる。

過度に子供をほめることは、自分はすぐれているという感情を作ると共に、自分は生来偉大な人間なのだという感覚も生み出す。一方、このような甘やかしによる肥大化ではなく、母親が無関心だったり無視する状況では、同じ感情が、低められた自己を補償する感情となって生じる。というのは、子供は親の通常の賞賛がない状況の中で、自己の価値観を自ら支えることを通じて、自分の偉大さを誇示しようとする。

ほめられて育った子供は、自分を現実以上のものと考えている。しかし無視された子供は、二つの自己像をもつ。外界に対して自分は『特別である』という感覚である。もっともこの『特別である』は、補償された感覚である、この『特別である』という感覚は、外に向かってみられるが、その下には内向した価値のなさというものを隠している」

とストーンはこのように、自己愛の成立には過保護と、極端に言えば虐待的な親子の関係から生じるといっているが、カーンバーグやコフートは、親の冷たい態度、共感のない態度といったものが自己愛の基本にあると述べており、この点は多くの学者によって分かれているものである。

自己愛についてカーンバーグは、他者を攻撃し誹謗中傷する自己愛性の病理の側面に重きを置き、この病理が主に心的内界の葛藤の結果であると見なしている。コフートは自己愛者の脆弱性と共感を求める欲求に焦点を置き、自己愛性人格障害にはたいてい幼児期における自己の構造化に欠陥が認められることを強調する。

このようにカーンバーグとコフートは、異なった点もみられるが、いかなる精神病理を理解する上でも自己愛の果たす役割はきわめて大きいとする点で、意見は一致している。

クーパー（Cooper, A.M.）は自己愛性障害を二つに分け、「DSM－Ⅳは主に顕在的な自己愛障害を表現しているが、潜在的な自己愛障害を表現することに失敗している」と述べている。

これは私は、日本人の自己愛性人格障害の人たちにこそ言えると思っている。DSM－Ⅳ－TRに表現されているままというよりも、仮面をかぶって謙譲の美徳と称するものを発揮して、容易にその根源にある内面を表現しないものであると述べたが、それと同じことをクーパーは論じており、クーパーもアメリカ社会において、潜在型の自己愛障害を明確にしなければならないと論じている。

潜在型自己愛障害は、顕在型と同じ自己表象と自己評価の構造をもち、同じ誇大的幻想を抱いている。しかし彼らは社会的には異なった自己表現を選択しており、自己主張、自己顕示性や誇大性を抑制し、見かけ上は恥ずかしがり屋で敏感、他人に共感する能力をもつように見える。両群とも過度の嫉妬心を持ち、共感性に欠け、自分の活動や対人関係を持続する情熱に乏しい。自己愛病理のこうした二つの異なる表現型を認識することは、治療の成功に欠かせない、と述べている。

このことは私も常に感じるものであり、日本人の自己愛性人格障害は、実際臨床症状は少ない。しかし深く分析していけば、日本人の自己愛性人格障害は、このような潜在型の自己愛性人格障害が大部分であり、分析の深まりにつれその根底にある自己愛性人格障害が明確になることが多いものである。

症例

ここで、日本の症例を考えてみよう。

二四歳の女性が、うつ病ということでやってきた。

確かに下を向いてうつ病的であり、わずかに笑いを見せるが、シニカルな笑いであった。私は当初うつ病と考え、抗うつ剤などを使っていたが、あまり効果はなく、ある日時間があったのでゆっくり話をすることになった。

そして私は「あなたはなぜ、多くの人と交わることができないのですか?」と聞くと、

「話がないし、みんなを喜ばすことができない」と言っていた。

いかにも劣等感の強い、引きこもりの女性のようである。

しかし「なぜ、話がないのですか?」と聞いていくと、

「みんなつまらない話をしているから。面白い話など、何もしていない」と逆転して、他人に対する批判を強めた言葉を述べたのである。

「では、あなたは自分には面白い話ができる力があると思っているのですか?」と聞くと、

「そうです。私は本来、自分の中には人が興味を持つ話をたくさん持っているのですが、みなそれについてこれないのです」

と述べていた。

「では、あなたは堂々とみんなの前でそのような能力を発揮すればいいではないですか」と言うと、

「いや、みんなはそんな能力がないので、私の言うことは理解してくれないでしょう。むしろ私のそのような能力をけなしたり、侮辱したりしているので、私は逃げている方が無難なのです」と述べていた。

そこで私は

「あなたは一見劣等感的なことを述べているけど、他方では非常に自尊心が高く、人を軽視する傾向も強いのですね」と言うと、にやっと笑って、

「確かにそうです。私は人に劣等感を感じながら、本音では人を侮辱しているのです。したがって孤立していて当然であり、孤立をどこかで、自分が力があるからこの道しかない、と思っているところがあるのです」と述べていた。

私は「あなたは自分がそこまで自尊心を高く持っているということを、知って

いましたか?」と聞くと、

「え、とんでもない。私は人よりも、そんなに高いものをもっていませんから」

「でも、そのように表現したのは確かでしょう?」と言うと、じっと考えていた。

「そうですね、私はそのように言っていました。いや、そのように思っています」

「なんだ、そんな風に正直に言えばいいのに」

「でも少し恥ずかしいから」

と述べていた。

このようなプロセスで彼女は少しずつ自分の自己愛的な傾向を意識化し、それを修正することに向かっていった。そしてその日は、

「さあ、けっこうあなたも複雑なメカニズムをもっているんだね。だからそれを少しずつ修正したら、もっと自分がのびのびとして、人との接触もおびえず、引きこもらなくてすむのではないかな。だから引きこもりの原因は、意外と自尊心の高さにあるなんて、ちょっと考えにくいですよね。でもその辺を少しずつ意

識していけば、きっとあなたはより生きるのが楽になるように思います。そしてうつ病的な側面も、充分改善されるのではないかと思います」と話した。

このような、女性の自己愛性人格障害というのは、一見少ないようであるが、それは精神療法が深まらないままで終わってしまい、単に薬物療法にいたってしまうからではないかと思っているのである。

男性は言うまでもなく、表面から自己愛性人格障害が明らかになっていることが多いものである。しかし女性は、やはり潜在的な自己愛性人格障害の方が多いと思われる。

本来、この自己愛性人格障害の治療はきわめて難しいものである。分析する、あるいは治療するということ自体が、彼らの自尊心を傷つけるからである。

しかし治療者と患者の関係がよい関係でラポールがよければ、充分に治療に導いていくことが可能であると思われる。

第二節　認知療法家からみた自己愛性人格障害

認知療法のベック（Beck, A.T.）などからは、自己愛性人格障害の特徴は「すべてか無か」の絶対二分法の傾向を持っているということ、つまり「王者か、さもなくば乞食を」という形である。

さらにまた、選択的抽出と言って、自分の高い位置を得るのに都合のいい情報だけを抽出するという、選択的抽出もよく見られるという。

またベックらは、自己愛者でしかも妄想的な傾向を持つ人は、他人はいつも自分の地位や能力に嫉妬していると考える。このような自己愛者は自分の友達や家族、また仕事の仲間を、時には完全に忠実であり、信頼に足るものと思っているが、別の場合には完全に敵になってしまう。言い方を代えれば、自己愛者は他人を理想化するが、すぐにも相手の欠点を見つけてしまう。

ベックとフリーマン（Freeman, A.）は、自己愛者の中心的な信念を、次のような言い方で代表づける。

① 私は特別に天から与えられたものをもつに値するのであり、特権と特典をもっている
② 私は誰よりもすぐれており、周りの人はこのことを知らなければならない
③ 私はすべての法則より、さらに高いところにいる

さらにベックとフリーマンは、次のように信念を述べる。

「もし、他人が私の特別な地位を認めないのなら、彼らは罰せられるべきである」

「もし、私が自分のすぐれた地位を保つのなら、私は他人の貢献を期待することができる」

さらに、

「いつも自分の優秀さを主張すべきであり、そしてそれを証明すべきである」とベックとフリーマンは述べている。

さらにベックは、最終的には自己愛者は、

「もし私が完全ではないならば私は何者でもない」という「信念」に至ると述

べている。

この「信念」というのは、認知療法によれば、私たちの認知のゆがみはスキーマとその上にある信念からなっており、そのスキーマというのはより具体的なものであり、信念というのはその上にある、より抽象的なレベルのゆがみなのである。

ベックとフリーマンは一九九〇年に、以下のような自己愛性人格障害者のゆがんだ信念体系を明らかにした。まず自己愛者の信念のうち中核となるものは、以下のようである。

「私は特別であり、特別の施しや特権、特典というものに値するので、私は他人よりも優秀であり人はこのことを認識すべきである。私はルール以上のところにいる人間である」

というものである。

そしてまた彼ら自己愛者の主な戦略というものは、自分の優れた地位を強化することができるかぎり何でもするということから成り立ている。また、自分の個人的な領域を広げることから成り立っているのである。

かくて彼らは自分の特別なイメージをたえず強める方法として，栄光と富と地位と力と名誉を探そうとするのである。

彼らの主な感情は怒りであり，他の人々が彼らに名誉と尊敬を与えない時にその怒りは生じるのである。

彼らは特別な能力を与えられており，さもなければそのような賞賛を与えない人たちに対して，何らかの形で邪魔をしようとするものである。

彼らの戦略が失敗するならば，彼らはうつ病になりやすいものである。

自己愛性人格障害は非機能的なスキーマ，つまり自己，世界，未来に関する非機能的なスキーマの結合から発生するものとして概念化されている。

幼児期のこれらのスキーマが作られるのは，直接的あるいは間接的な親からのメッセージ，あるいは兄弟，重要な人物からのメッセージから発展するものである。それからまた経験，つまり個人的なユニークさや自己の重要さについての概念を型に入れて作る経験によって，スキーマは作られるものである。

自己愛性人格障害は自分自身を特別であり例外的であるとして見なしており，その個人の満足に特にフォーカスをあてて正当化されるものである。

自己愛性人格障害の人は、賞賛や敬服、あるいは承諾を他人から期待しているものである。彼らの未来の期待というものは、誇大的な空想を実現するということに焦点付けられる。同時に他の人々の感情の重要性についての信念というものは、顕著に欠けている。

行動は協調性と相互的な社会的交流が欠如しており、そしてまた要求がましく自己に放縦であり、時に攻撃的な行動というものが過度に見られることによってもまた、自己愛者の行動は影響を受けるのである。

第三節　コフートの自己愛性人格障害

コフートは自己愛性人格障害のグループの患者は、精神病やボーダーラインと、他方で神経症あるいは穏やかな性格障害の中間にあると述べている。

コフートの考えを簡単にまとめてみると、人間の健康というのは自己のまとまりにあるということになる。それはコフートによれば、まとまりは断片的であるか脆弱であるかというレベルに分けられる。つまり fragmental（断片的）、fragile

（脆弱）ということになる。

第四節　カーンバーグの自己愛性人格障害

カーンバーグにとって自己愛性人格というのは、本質的に防衛メカニズムである。

自己愛的な人は、統合された自己、統合された他の対象イメージの概念を作るのに失敗しているのである。言い換えれば対象表象、つまり他人のイメージというものは分裂し、「すべてよいかすべて悪いか」の要素になってしまうのである。

しかし自己愛者はアイデンティティの混乱や、早急に変化していく情緒・情動に対して、それを補償するような内的なオーガニゼーション（organization）を発展させていくことができるのである。

自己愛者はより凝集度の高い自己に達するには、理想の自己、理想の対象、そして自己イメージをうまく融合していなければならない。このような融合がたとえ現実を歪めたとしても、それは経験の連続性が保たれるものであり、また社会的な適応の方法を持ちうるものである。

カーンバーグの公式では，自己愛性人格というのは補償であり（compensation），幼児期の発達停止に対する防衛なのである。

自己イメージと理想の自己の融合というものは，誇大性と万能感の概念に導くものである。つまりこのような自己イメージと理想自己の融合がなされると，人は特別優秀であり，時代の先駆けであり，そして当然有名になってしかるべきであると考えることになる。

カーンバーグによれば，誇大的な自己はたいていの時間はゆれ動くものであるが一つの適応であり，つまりはその適応は不十分で欠点のある自己を隠すのみならず，口唇愛的怒り（oral rage）を隠すものでもある。

したがってカーンバーグによれば，自己愛性人格障害の治療は病的な誇大的自己の分析であり，それはまた治療者にこの誇大的自己の転移が起こることであり，この転移の分析が中心である。

カーンバーグは，自己愛性人格障害は発達早期の自己愛段階での固着や発達停止に起因するのではなく，自己愛着の病的形態と対象愛着の病的形態との同時発達によるものであるととらえている。

また彼は、自己境界が安定する発達のある段階で、自己像と対象像との再融合が起こり、その後に理想自己と理想対象と現実の自己像との融合が対象像を壊すことなく起きてくるとの考えを出している。この考えは、「退行再融合論」（regressive refusion theory）と呼ばれている。

このようにカーンバーグは、自己愛性人格障害は発達停止ではないと述べている。

第五節　マスターソンの自己愛性人格障害

マスターソンの自己愛性人格障害の理論は、境界例の研究から生まれ、この研究後も続いたのである。臨床上この二つの障害は、表と裏のように正反対のようにみえる。

境界例では自己へのリビドー備給が不足しており、自己愛性人格障害では少なくとも外見上は自己へのリビドー備給が大げさで、病的なまでに過度である。

マスターソンが言うところの再接近期（生後ほぼ一五〜二二ヶ月）は、移動運動の習熟をもって始まる。子供の認識能力は発達し、情動生活が分化していくにしたがって、以前と違ってフラストレーション耐性も低下し、それと同時に母親の存在をいつも気にするようになる。

習熟が頂点に達すると、自己表象と対象表象との分化は次第に明確になってくる。それまで抱いていた誇大感と万能感を失い始め、また世界は自分が自由に利用できるものではなく、自力で対処しなければならないものであるということが、だんだん分かり始める。

そのため再接近期には、分離不安が増大する。この不安によって赤ん坊は再び母親を求める。すべての点において母親が助けてくれることを求めるものであるが、それはできないものであり、自己表象と対象表象とは盛んに分化していく。

このようにして、幼児期の誇大と万能の幻想は、現実と調和させられるようになる。

自己愛性人格障害の固着は、今述べた出来事の生ずる前の段階で起きるに違いない、としている。なぜなら臨床的には患者は、対象表象があたかも自己表象の構成部分であるかのように行動するからである。自己愛性人格障害の患者には、再接近期が訪れないようである。そのため世界は自分が自由に利用できるものであり、自分を中心に回っているという幻想が維持される。

この錯覚を防衛するために、自己愛性人格障害の人は、自己愛的な誇大自己の投影に適合または共鳴しない現実の知覚を回避し、否認し、過小評価することによって封印しなければならない。

その結果患者は、現実への適応を犠牲にせざるを得ない。これは現実の大半が否認される以上、避けられないものである。

自己愛性人格障害の子供の母親は、基本的には情緒が冷ややかで利己的に他人を利用する人たちが多い。母親の子供に対する理想化に子供が同一化すると、子供の誇大自己は保存されるようになり、この誇大自己により子供は母親の機能不全とそれにともなう自分の抑うつを知覚しないように防衛するということが考えられる。

また特に男の子にあっては、再接近期が起きる前に父親とのしっかりした同一化に転じるという事実がある。子供は母親のもとで見捨てられ、見捨てられ抑うつを経験するとき、見捨てられ抑うつを癒し、母親から自分を救済するための手段または経路として、この正常な通路を利用することもできる。

この場合子供は、第二の新しい非共生対象としての父親との同一化という正常な発達過程を経るのではなく、見捨てられ抑うつに対処するために、母親との共生関係を大幅に父親へと転移しているのである。

こうして父親は、母親との共生関係を投影する目標となる。

ところがもし父親が自己愛性人格の持ち主であったとすると、再接近期前に父親との同一化が起きたとき、子供の誇大自己は自己愛性人格の父親との同一化によって依然として保存され、いっそう強化されて、その結果自己愛性人格障害が生じることになるかもしれない。

父親への同一化は、女の子より男の子により早期に、またより抵抗なく生じるため、自己愛性人格障害は女子より男子に多いのではないかということが暗示される。

自己愛性人格障害の防衛の誇大自己——万能対象融合単位は、万能対象表象と誇大自己表象とから成り立ち、防衛機能を持っている。万能対象表象はあらゆる力を持ち、完璧で的確に指示してくれて、必要なものを供給してくれるといったような表象である。誇大自己表象は優秀でありエリートで目立つ存在であるとの表象であり、完璧で特別でユニークであるという感情を持っている。

この防衛単位はあらゆる場面に緊密に投影されるので、表面的な観察では基底にある病的な融合単位をみることはできない。

誇大自己を投影する時、患者は自己の特別性を顕示し、自己の偉大さと独自の完全性が完璧に映し出されることを期待する。万能対象を投影する時、患者は対象を完全なものに理想化し、共有することを期待する。すなわち患者は自己愛の輝きの中で対象にかかわり、対象の完璧性を分かち合うのである。

誇大自己――万能対象融合単位は、攻撃的融合単位の見捨てられ抑うつを防衛するために病的自我との同盟を形成する。しかしこの同盟は、境界例のそれとは異なる様式で作用する。

攻撃的融合単位の見捨てられ抑うつは、真の自己活性化の努力、すなわち完全、富、権力、美などの自己愛的目標とは反対の、本来の自己表現目標を追求することによるか、あるいは対象は完全な鏡像化を提供することはできないという認識により促進される。

マスターソンは、自己愛パーソナリティの障害は発達の停止であると考えている。しかしカーンバーグは発達停止ではなく、病的な人格の歪みであり、防衛メカニズムと考えている。

第六節　マーラーの自己愛性人格障害

マーラー（Mahler, M.S.）は、自己愛性人格障害は発達の停止であると考えている。というのは治療する中で患者の「見捨てられ抑うつ」や自己の断片化は、対象への自己愛的失望によるか、または患者自身の自己表出や個体化の努力により促進されるからである。

自己表出や個体化の努力により、「見捨てられ抑うつ」や自己の断片化が促進されるということは、発達停止がまさに生じていることを示している。

以上は、『自己愛と境界例』（J・F・マスターソン著、富山幸祐・尾崎訳星和書店一九九〇）より導いたものである。

第七節　ミロンの自己愛性人格障害

ミロンは自己愛性人格障害の形成は、両親が子供を過度に褒めそやすこと、あるいは非現実的なまでに評価することから生ずると述べている。この考えはコフートやカーンバーグのように、自己愛は親が子供を虐待したり無視したりすることから成立する、と考えることとはまったく逆である。

自己愛性人格の原型となる臨床的な領域

まず行動的レベルでは、表現される傲慢さがある。行動は傲慢であり、人を見下し、尊大であり、人に軽蔑的なまなざしを与えるものである。通常のルールや社会的に分け持っている規則をあざけり、それらをまたナイーブで、あるいはまた自分に適応することができないと見ている。

そしてまた、人の人格としてのまとまりに対して不注意な無視、また他人の権利に対して自己中心的な無視がある。次に対人関係的な付けこみ、自分は特別であるという感情は共感性がないものであり、また相互交流というものを考えないまま特別な有利さがあると期待している。恥ずかしげもなく他人をいいように利用し、彼らを使い、そして自分の自己を高め、自分の欲望にのめりこむ。

現象学的レベル

◆認知的に誇大的

あまりしつけを受けていない想像力を持ち、未熟で自分の栄光しか考えていない、成功と美しさと愛情に自分が輝く空想というものをもち、それがまた未熟なものでもある。そういうものにのめり込んでしまう。

また客観的な現実というものに、ほんの僅かしかしばられていない。

◆賞賛されうる自己イメージ

自分を立派で特別であると感じ、多大な賞賛に値するものと考えている。そして誇大的あるいは自信に満ちた行動をし、しばしば釣り合った達成というものが見られない。

自己価値が高く、それはまた他人から見ると自己中心的で思慮がなく傲慢である、という風に見られるものである。

◆不自然な対象

内面化された表象はいっそう幻想以上のものから成り立っており、過去のいろいろな関係というものも記憶が点々とする。受け入れがたい動機や葛藤というものは、すぐに新しいものにされてしまう。

内的世界のレベル

◆合理化をもつメカニズム

自己欺瞞的であり、自己中心的な考えを正当化し、社会的には無思慮な行動を正当化する理由をさまざまに工夫する。明らかに欠点や失敗があるにもかかわらず、自分を一番明るく見えるところに置く。

◆見せかけのオーガニゼーション

戦いと防衛的な戦略というものがいつも形態的な構造の中に見られるものである。そしてそれは壊れやすく、また見え透いたものである。

また衝動は単に周辺部だけが統制されており、自分の欲求をわずかな抑制で動かし、内的な世界を作り、その世界では葛藤はなくなり失敗はすぐに再評価されてしまう。

そして自尊心は無意味に主張される。

生物・物理学的レベル

◆無関心な気分

全般的に無関心な雰囲気をあらわし、また冷静さの雰囲気も示すものである。さらにまた見せかけの静かさの雰囲気も、かもし出すものである。

クールにみえ、あまり感情が動かされないようにしている。そしてまた、うきうきと楽天的に見える。

しかし自己愛性人格の人の自信が揺らいだ時は、怒り、恥、空虚さというものがわずかであれ表現されるものである。

自己愛性人格の原型

次に自己愛性人格の原型となる人格領域の重要な点はまず、傲慢であること、合理化が見られること、無関心であること、不当な利用をすること、賞賛されること、誇大的になること、不自然であること、見せかけであること、ということが自己愛性人格障害の原型であるとして、ミロンは取り上げている。

第八節　対人関係的観点からの自己愛性人格障害

対人関係的観点は、対人関係のコミュニケーションでその関係に重点を置くものであるが、お互いのコミュニケーションにおいて自分の自己イメージがそのメッセージと矛盾しない場合には、自分は妥当性を持っていると感じるものである。しかし妥当性を持たないコミュニケーションがあった場合には、不安が引き起こされるものである。

レアリー（Leary, T.）は対人関係のこのような循環をより洗練させ、サリバン（Sullivan, H.S.）やホーナイ（Horney, K.）の考えをより体系化したものである。サリバンやホーナイは、フロイトの本能論というものを対人関係的な方向に展開したものである。

レアリーにとって自己愛者というのは、競争的な自己——自信を示しており、競争を通じて適応するということから成り立っているという。このような個人は優越感をいつも求めており、依存することには恐怖感を感じるものである。

自己愛者はいつも特別の治療を求め、あたかも規則や慣例というものは彼らのために外しておかなければならないものと思っている。他方、通常の人間は規則などを守るべきであるとしているが、多くの自己愛者は、特に超自我があまり発達していない自己愛者にあっては、自分は社会で生きる通常の標準というものを分け合う必要はないと信じている人たちである。

自己愛者のユニークさというものは、自分を規則に従う必要のないものとしている。さらにまた多くの自己愛者は、対人関係的、あるいは社会的な基準というものを破るものであり、そして自分自身が例外的なものという立場を築こうとする。そして自分のイメージが特別でありユニークであるとし、そして失敗を避けようとするために自己イメージを強化するのである。

つまりはある特別な人たちだけが罰せられずに生きていくことができる、と考えるのである。

自己愛性人格の人たちの特別であるという感覚は、性的ハラスメントやドメスティック・バイオレンスに至ることもよく見られるものである。自己愛性人格の人たちの対人的な病理というものは、特に家庭の中で明らかになる。その家庭にあっては、家族はその自己愛者に対して進んで自己愛者の願望に従属するものであり、その自己愛者からすべての妨害を取り除こうとするものである。

このような自己愛者を特別視する家族の傾向が少しでも不完全であれば、その自己愛者はその家族に強く怒るのである。それでいて自分の行動は、非現実的なまでに肯定される方向に持っていこうとするのである。このため多くの離婚が、一般的なことになる。

このようなことから自己愛者の配偶者は、マゾ的傾向を持つことは驚くべきことではない。マゾ的な人は自己愛者の強い自信というものに魅かれており、その自己愛者の特別さというものに尽くすこと、そして自己犠牲をすることを喜んでやろうとするのである。

自己愛者はまた、親しさ（intimacy）が自分たちを支配するために使われることにおびえており、いつも周りの人に対して怒ることで親しさを打ち消そうとしているのである。

自己愛者の自己中心性というものは、家族自身が自分の夢を追求するという時間を奪ってしまうことになるのである。家族は真の人間として理解されてはいない。自己愛者にとって家族は、自分の夢や希望や願望を持った真の人間として認められているものではない。むしろ家具の一部として見られてしまうのである。家族というものは、その自己愛者にとって意味があるかぎりにおいて評価されるのである。

また家族との話においても、退屈な会話になることが多い。それは自分を褒めたたえる話にしか興味がなく、会話のテーマを独占してしまうからである。

他人の成功などは、自己愛者にとって関係のないものである。

このように自己愛者は周りの雰囲気を作るので、友達を作ることに失敗することが多いものである。彼らはむしろ、自分に忠実な仲間を探そうとするものである。

対人関係論者のベンジャミン（Benjamin, L.S.）の自己愛の説明というものは、カーンバーグやコフートの説明とはいささか違うものである。カーンバーグやコフートは、この自己愛性人格障害というものは、幼児期の愛情の欠如に対する補償ないし防衛として考えている。

しかしベンジャミンの場合には、彼らの自己愛の形成というものは明らかに親の過度な評価、また子供が完璧であるべきであるという親の欲求から発展してくるものだと述べている。

ベンジャミンはまた、自己愛的な子供たちには、いつもその輝く存在から失墜する恐怖が見られることを指摘する。自己愛的な子供たちは、親からいつも完璧であることを要求されているのである。したがって子供を過度に褒めたたえるが、失敗を許さないのである。子供は輝く存在であり完全であるべきだとされるのである。したがって子供の失敗というものに、親は耐えることができないのである。

第九節　五因子からみた自己愛性人格障害

五つの因子の理論家コスタ（Costa, P.T.）とウィディガー（Widiger, T.）は一九九三年に、自己愛性人格の特徴の結びつきを述べている。彼らによれば自己愛性人格障害というのは、まず誇大性、特別であること、横柄であること、不当に利用すること、そして五因子説の立場からまず愛想が悪いこと、自己愛性人格は特別敵意を示すものではない。あるいはまた、身体的に攻撃的ということではない。愛想が悪いという側面は、他人をうまく利用する、うぬぼれ、自己中心性、傲慢さが含まれる。これらは明白に、自己愛的人格と記述されるものである。

第十節　その他の研究者の概念

このような考えをアードラー（Adler, G.）はさらに強調し、自己愛性人格とボーダーライン人格は連続線上のものであると主張した。

ボーダーラインの患者というのは、自己のまとまりの感覚や自己対象の転移を安定して保つことに困難がある。

これに反し自己愛性人格障害の患者は、自己の凝集性を保てる力があり、自己のまとまりを保つことができる。つまり断片的ではなく、やや弱いということである。

次いで、自己愛性人格障害の患者は孤独という感覚をあまり感じないものであるが、ボーダーラインの患者は孤独を強く感じるものである、と述べている。

クーパー（Cooper, A.M.）らは、自己愛性人格障害者の性格成分の中に妄想的傾向というものを指摘している。これは自己愛性人格障害の人たちが自分の不完全さを隠すのに必要な防衛である、と考えているようである。

完全であると感じる必要性は、誇大性とされる病像の一部と同じものと考えられると、クーパーらは考えている。

マイケル・ストーン（Stone, M.H.）は、過度な甘えも自己肥大感や誇大感を生み出すものであり、また幼児期の親の無視や無関心からもまた、自尊心の低い自己を補償するために誇大感が逆に生じてくると述べている。

このように幼児期の親からの無視や無関心、および反対に幼児期からの過度な過保護も、自己愛性人格障害を生み出すと言うのである。

日本では、虐待から、あるいは冷たい母、冷たい親から自己愛性人格障害が生じてくるという場合よりも、過保護から自己愛性人格障害が生まれてくることが多いものであると、臨床的に私は感じている。

しかしその過保護という場合も、まっすぐな過保護というよりも、亀裂や断裂や虐待的な部分も混入している過保護、つまり一貫性のない過保護というように理解すべきであろうと思う。

第三章

自己愛性人格障害の治療

第一節　自己愛性人格障害の精神療法

自己愛性人格障害の人は当然、たえず治療者からほめてもらうことを期待しているし、またそれは当然だと思っている。また治療者の反応に関わらず、延々と自己の力の強さを語り続けていくことが多いものである。

このような治療を延々と続けていくことは、治療者にとってもきわめて厳しいものである。彼らが自己愛的な言葉で語っている時に、少し批判的な言葉をさしはさむならば、多少の批判の言葉を残して、次からその患者は治療に来なくなることが多い。特に男性には多いものである。すべての人が彼を賛美しなければならないからである。

しかしこのようなことを避けるために、自己愛性人格障害の限りない成功話を聞いてそれにうなずいているということは、その自己愛的傾向を強化することであり、援助することであり、自己愛性人格障害を治すのではなく、自己愛性人格障害を保ち続けるように進めるに過ぎないものである。

時には患者は治療者に、言語的戦いを挑むことが多いものである。そのやりとりは、不毛なことが多い。

この解決には、二つに一つであり、ひとつはカーンバーグのように、その自己愛の裏のメカニズムを明らかにする、彼らの本当の弱さに直面化させる、ということも重要なことであると思われる。

それができるためには、充分なラポールと勘のよさ、さらに治療者の強さというものがなければ、できるものではない。

他方、コフートは自己愛性人格障害の患者のフラストレーションを見つけ、治療者がたえざる共感性と妥当な鏡映化（mirroring）、つまり鏡に映してあげる、そしてその人のイメージを引き受けることである、と述べている。

コフートの心理療法の中心は、内省と共感である。コフートは自己愛の発達を、フロイトのように病的なものと考えず、自己愛的転移、あるいは自己対象転移がきわめて重要であると考えている。これは誇大的な自己を鏡のように映してくれる母、あるいは理想像として内在化された父親という、二つの転移を要する。

この転移を通じて自己欲求が満たされ構造化されるにつれ、未熟な自己から成熟した健康な自己へと発達していくと考えているのである。

コフートは人生を通じて、自尊心の探求と、自己と自己対象（多くは母ないし重要な人物）との対話が重要であると考える。そしてそれは、人生の喜びに導くものであって、フロイトの言うように衝動を飼いならすということではない、と考えている。

コフートの治療目的はある意味で、フロイトとその後といってもよい。つまりフロイト自身が言った、快楽原則の彼岸から始まる。その次元での自己の共感的探索から、コフートの治療が出発するのである。

そこには時代の変化を考えなければならない。人間の基本的な欲求を達成する段階から、さらに自己の欲求の達成まで、レベルが上がった時点での自己の欲求を目指すのがコフートの自己心理学であるといってよいであろう。

コフートにとって精神分析の本質を規定するのは、転移や抵抗の解釈ではなく、共感である。言い換えるならば、コフートは自己認知（自己を認めてもらいたい）という欲求を、人間本来のものとして強調した。

フロイトが強調したのはエロスの存在であるが、フロイトのエロスに代わって自己認知の欲求が中心になったのである。

コフートはまた、共感に関して、ロジャーズ（Rogers, C.R.）らとは異なり、治療者と患者との自己――対象関係を共感的共鳴することで変容と内在化を起こさせ、患者の自己構造の強化を図ろうとする。これがコフートの治療目的である。

コフートの自己発達においては、一歳頃から凝集自己期（自己のまとまり）に入り、原始的な誇大自己と理想化された親イメージの双極性が出現する。

コフートの自己心理学では、すべての精神病理は自己構造の欠陥、または自己の歪みから来ると考えられ、これらは児童期の自己および自己対象関係の障害によるとされる。子供時代に、自己が断片的自己から凝集的自己に変化するのと同じように、大人になっても自己が断片的であったりすることは大変な病理で、境界性人格障害レベルの自己の成り立ちを示すのである。

古典的精神分析における心理療法の中心は、葛藤を解決することで無意識と自我の統合を行うことである。患者は依存から独立へ、自己愛から対象愛へと移行していく。

しかしコフートの自己心理学では、患者が凝集的自己を支えるような、新しい適切な自己対象を求め、それが与えられた時に治療の目的が達せられる。

自己心理学においては、これまで蒼古的な自己ないし自己対象関係を通じて、発達が遅れていた自己が、治療的雰囲気を通してその発達を完成させた時、その分析が完結されたと見る。患者の自己が凝集的になり、発達を促進する分析によって、充分な自己構造を作り上げ、その確固とした自己から発せられる自発的活動を示した時、患者は完全に治ったといえる。

コフートは、境界性人格障害の自己は断片的（fragmental）であり、自己愛性人格障害の自己は脆弱（fragile）であるとし、両者は自己の凝集度において連続していると考えている。当然、断片的自己は脆弱な自己よりも、病理性は深い。

コフートはまた、転移をきわめて重視する。治療の本質とは、自己対象転移（他者への転移）の確立と解決であると述べている。コフートの分析が可能であるためには、患者の自己に欠点はあったとしても、治療者との安定した同盟を作り、発展させる能力をもっていることが要求される。

コフートによれば、これまでに患者が経験した挫折に分析家が焦点をあてた時に内在化が起きやすい。このプロセスは、被分析者の経験についての共感的理解を意味しているので、転移の解釈が患者の自己を高度に配慮していることをあらわす。

これは患者の過去に受けた非共感的な蒼古的自己対象（退行した親との関係など）との関係と、鋭い対立を示す。

治療においては、患者の非共感的な蒼古的な自己対象との関係を、治療的な共感のかかわりによって退行なき現在の確固とした自己対象が成立する。この場合こそまさに、共感的なかかわりによって患者からは蒼古的な自己が消え去り、より確固とした凝集性の高い自己が成立する。

コフートの分析においては、被分析者の転移は分析家によって受容される。その受容の場合、解釈を用いないで自己対象欲求（治療者への愛情欲求）を理解することが、自己心理学的分析にとって決定的に重要な意味を持つと述べている。

その受容は単なる受容ではなく、治療者の自己心理学的分析的援助の内在化を通じて、分析の結果が、その患者の自己の成長を起こさせる。つまり、自己の対象とするイマーゴ、あるいはイメージを自己の内在化に導き、それによって自己がより充実し、凝集し、成長することを言っているのである。

転移の歪みが明らかにされ、共感的に理解され、自己が正常なかたちであらわれることは、つまりは変容的内在化ないし受け入れや取り込みをもたらすことでもある。変容的内在化とは、これまで外側の代理者によってなされていた、「鏡映化」（自己の誇大化）のような機能が、自己の内部で逐次折り重なる、または織り合わさったように体験されるという、次第に誇大化は是正され、まとまりと柔軟性の高い内的心理過程である。このような、変容的内在化によって、以前には必要だった自己対象が存在しなくても、自己は凝集的状態にあることができるのである。

コフートにあっては、受容と共感がきわめて重要であるが、この言葉と結びつくのはロジャーズの非指示的心理療法である。コフートの共感性は、ロジャーズのような自己実現を促す共感とはいささか異なる。幼児期の外傷体験の共感で自己の脆弱性を癒していくものであり、その意味では大きな違いを示している。

簡単に言うならばコフートの治療というのは、自己愛性人格障害の人たちの弱さ、つまり人から自尊心が批判されることの傷つきについて十分な共感を示し、彼らの傷ついた繊細さと失望感をその共感とともに治療者は引き受けて、それを癒すということである。

このようなプロセスで、肯定的に理想化された転移を促し、それによって過大な幻想が徐々に是正されていくものである。

自己愛性人格障害の治療は、カーンバーグのように直接分析的に介入していくのも一つの方法であるが、他方でそのように分析的介入をしていくと、既に述べたように、患者とセラピストが張り合ってしまう関係になってしまうことがあるし、また彼らの怒りを引き起こしてしまうこともある。そういうことを考えると、コフートのようなに、傷ついた自己、自尊心の傷ついた痛みを共感し受容することによって自己の再構成を促すようにもっていくことは、妥当なあり方と考えられる。

また対人関係療法のベンジャミン（Benjamin, L.S.）は、一九九六年に次のように述べている。

「このような自己愛者には、静かで一貫した正確な共感性が必要である。その共感性は、彼らの不快な内面的体験を映し出すものである。他方、自己愛者は治療がよい結果をもたらすことを知れば、自分が変化すると考える。治療者が、自己愛者のどんな感情に共感すべきかを決めることは重要である。たとえば、ライバルに向けられた傲慢な感情をみつけ、それを治療の対象とすれば、無意識の嫉妬心やそこから来る自己愛独特のパターンは、無視されていく方向をとるに違いない」

また認知行動療法のベックやフリーマンは、次のように述べている。

「自己愛者の自己に対する誇大的な観点を是正することであり、他人から評価されることに認知的に焦点をあてることを制限し、評価に対する情緒的な反応をコントロールしてあげることであり、他人の感情について正確に気づく力を伸ばし、共感的な感情のレベルをあげ、そして操作的な行動を除去することである」

また「all good か all bad という自己表象の認知的な歪みから生じてくる誇大性や気分の変動を修正し、もっと現実的で、しっかりした統合的な自己イメージをつくることである」と述べている。

またディビス（Davis, M.）は、

「自己愛者は自分は普通の人よりもレベルが上であると考えるより、むしろ人と類似性を探すべきである」そして、「人と共通した基盤を見つけることは、人との共感ができる不可欠な基盤である」と述べている。

さらに彼は，「共感性を成長させるためには，ロールプレイを使って自己愛者が他人の感情を正確に見出し，そして他人もまた重要であるという考えを作り出すべきである」と述べている。

このようなことを語ることはきわめて容易であるが，実際の自己愛性人格障害者の治療は，治療者とのライバル争いがある限り，成功に至ることはない。したがってライバル争いを超えた相互の信頼を，たとえ困難であろうともそれを見つけることが，根本的に必要な自己愛性人格障害の治療方法であると私は思っている。

コフートの治療は，その患者をある程度限定しているものである。しかしクライン派のローゼンフェルト（Rosenfeld, H.）とカーンバーグは，自己愛性人格障害全体に広げて，時にはボーダーラインの病像をおびている自己愛性人格障害の治療を試みている。

コフートは，患者の治療者に対する自己愛的理想化というものを進めようとするのである。そして未熟な解釈や未熟な現実配慮というものを，避けようとしている。このことによって、鏡映的転移が次第に展開してくることを期待しているのである。

患者は自分の人生の初期の外傷的な体験を、より成熟した心とともに再びその体験を生きるのである。

そして新しい心の構造を獲得するが、それは分析家の援助、つまりは自己対象としての治療者の力を借りることによってなされると考えるのである。

既に述べたようにコフートはさらに、基本的に共感的に患者に接しなければならないものであり、患者の自己愛的な欲求やフラストレーションを理解することに焦点をあてなければならないと思っている。

それは欲求から派生したものや葛藤から派生したものであり、自己愛的フラストレーションが生じたときにあらわれるものであるが、そういったものに対応するよりも、コフートは患者の自己愛的な要求に、共感性を持って理解しようと接しているのである。

カーンバーグらの力動精神療法的なアプローチでは、自己愛的パーソナリティを系統的に分析しなければならないとしている。特に病理的な誇大性、それは特に転移の中であらわれるものであるが、そのような誇大的な自己というものの病理性を分析するのである。

このような自己愛性人格障害のその誇大化や自己理想化というものの分析に入っていくと、当然それは患者の万能的な感覚を解釈することになり、その結果治療者が価値下げされることになる。つまり否定的な治療的関係が起こってしまうのである。

しかしこのような自己愛的な患者の転移は、一般的に当然広がっているものであり、その問題に系統的に治療に徹するということが必要なのである。

自己愛性人格障害の人にボーダーライン的なものが加わった場合には、力動精神療法の中の表現的精神療法、あるいは探索的精神療法というものを使って治療すべきである。正統的な精神分析そのものは、いささか避けた方がよいであろう。

第二節　コフートの精神療法

コフートは、神経症患者の示す転移とは異なる自己愛的転移（後に自己対象転移と呼ばれる現象）、これは患者の誇大自己を鏡のように映し出してくれる母（鏡映転移）、あるいは万能的対象として賛美された理想像として内在化された父親（理想化転移）という二つの転移の様式を示し、これらの転移を通して自己欲求が満たされ構造化されるにつれて、未熟な自己から成熟した健全な自己へと発達していくと考える。

コフートにとっては、フロイトの「罪責人間」に置き換えるものとして「悲劇人間」というものを説明している。消耗した自己を救助することに汲々としている個人のことである。

幼いときから死ぬまで自己尊重の探求は、自己と自己対象の対話を通して行われ、従来考えられていた人類の中心的な特徴である不安の考えに置き換えられるとしている。

充分な尊重は喜びの人生へと導くので、フロイトの言う「衝動を飼いならす」ことに人生が築かれているのではない、としている。

コフートは自己への共感的探求から始まって、彼のいう「悲劇人間」、すなわち人間を自己実現の達成が妨げられているものと概念化した。人間についての見方は、快楽追求との葛藤と見るフロイトの「罪責人間」とは大きな隔たりを示している。

コフートにとって精神分析の本質を規定するのは、転移や抵抗の解釈ではなくて、共感なのである。科学的な共感は人間の内面的な精神生活を探求するには不可欠な道具であって、それによって観察の領域や理論や説明の応用範囲が限定される。

ダーウィンやエリスなどの影響の下に人間の本質として性あるいはエロスの存在を指摘したのがフロイトであるが、コフートはそれに代わって「自己認知」の欲求をより人間本来のものとして強調した。

コフートにとって治療には共感性がきわめて重要であるが、ロジャーズの共感というのは、「治療過程における自己促進と共感的無条件的関心を与える状況では個人の成長は高められる」としている。それには共感性が重要である、とロジャーズは考えている。

コフートは共感を、客観的な観察者の姿勢を持ち続けながら、同時のもう一人の内界をある人が体験しようとすること、と定義している。

共感を情報収集行動としての共感、人々の間の強い感情的結びつきとしての共感に区別した。

このようにロジャーズとコフートは同じ共感といいながらも、その中身はいささか異なるものといえる。

フロイトの場合、理性の光で無意識世界を明らかにすることが目的であるが、そのために解釈がなされる。

ロジャーズは自己不一致による抑圧は、無条件的積極的関心と共感によって取り除けるとしている。

しかしフロイトとロジャーズは、意識の拡大という点では共通している。一方セラピストと患者の自己対象関係を共感的共鳴をすることで変容性内在化を起こさせ、患者の自己行動の強化を図ろうとするのが、コフートの治療目的である。

コフートによると、一歳ごろから凝集自己期に入り、原始的な誇大自己と理想化された親イメージの双極性を示す強い自己愛リビドーを満足させようとする、と述べている。

またコフートは、鏡映的自己対象は幼児の誇大性に反応し、確固としたものとするのであるが、理想化された親イマーゴは、子供が静かさと安らぎ、完全さ、かくして強さの源泉としてみている。

コフートとカーンバーグの比較

コフートとカーンバーグは共に、病態的ナルシシズムの症状に関しては一致しており、一方で誇大性がありながら同時に不安定な自信が共存するというのがその特徴であるとしている。また両者とも、ナルシシズムは精神病と神経症の中間にあるとみているが、カーンバーグは境界例の特殊なタイプとしているのに対し、コフートはそれほど障害が重いとはみていないで治療可能としている。

コフートとカーンバーグはいずれも、ナルシシズムを誇大自己への固着という点では一致している。

カーンバーグのいう誇大自己は「歪められた病的な自己表象」であり、この自己表象へのリビドー備給をし続ける人を「自己愛性人格障害」と呼んでいる。これはフロイトのナルシシズム論の延長線上にある自己愛性人格障害の理論でもある。

つまりカーンバーグではフロイトと同じように、自体愛から自己愛、自己愛から対象愛というリビドーの発達を主張するが、コフートは「自体愛→未熟な自己愛→健康な自己愛」という自己発達を考えている。

コフートの精神療法は、太古的な自己・自己対象関係を通して発達が遅れていた自己が治療的雰囲気を通じてその発達を完成させた時、その分析が完結されたとみるのである。その確固とした自己から発せられる自発的活動を示した時、患者は完全に治ったといえるのである。

コフートの考えでは、治療の本質とは自己対象転移の確立と解決である。実はこれらの対象転移は、発達の固着を起こさせている太古的自己対象関係の複製なのである。

コフートの精神療法では、自己対象転移と自己の以前に向けられた発達的欲求に焦点付けられるとされ、分析可能な患者は彼らの自己に欠点を持っているが、セラピストとの安定した同盟を作り発展させる能力をもったもので、特殊な自己・自己対象転移の形式で構造化できる自発的な意欲を開花できるものである、としている。

コフートによれば分析は、患者の自己が支えられている基本的な自己・自己対象転移の確立で始まるとされる。分析のコースでは基本的な自己対象転移は、何度も分析家の適度の失敗により断ち切られる。

それは幼児期の太古的な自己・自己対象関係における適度な欲求不満と似ている。被分析者の退行についての適切な気付きと解釈の後で、基本的な自己対象転移が再確立される。

しかしながら適度な欲求不満は、自己対象である分析家のイマーゴと鏡映的または理想化された親の機能を変容性内在化させるように進行し、自己構造を作り上げる。

被分析者が太古的な分析以前の対象関係の行動に退行していることを把握した後で、分析家がこれまでに患者が経験した挫折に焦点をあてた時に内在化がおきやすい。このプロセスは、被分析者の経験についての共感的理解を意味しているので、転移の解釈が患者の自己を高度に配慮していることをあらわす。これは患者の過去に受けた非共感的な太古的自己対象との関係と、鋭い対立を示すのである。

分析家は、被分析者が何を体験しているか表現するように呼びかける。このように被分析者の転移願望は、分析家によって受け入れられる。それは一定の時期、あるいはより長い時期にわたって、分析家は挑戦することなしに転移を発展させることを許し続けることを意味している。

もしあまりに早くこの転移願望に挑戦すると、被分析者はこの願望の拒絶として受取り、自己欲求が満たされずに自己欠陥に陥った幼児時代の環境を繰り返すことになる。

ある患者は多少とも長い理解の期間を要求する。

どのケースでも、分析家は次のことを念頭においている。解釈を用いないでこれらの自己対象願望を理解することは、時には自己心理学的分析の治療プロセスの決定的な重大事である、という。

つまり単なる受容ではない理解は、次のことを強調する。自己心理学的分析の結果は、分析家の自己対象的援助の内在化を通じて究極的には患者の自己の成長をさせるのである。

分析の次の段階は、分析家の説明や解釈の機能が中心となる。この段階でなされる分析治療は、次のような環境を作り出すことである。すなわち被分析者が安全であると経験し、もし必要であれば被分析者が自己対象の支持への願望を恐れているために孤立や傲慢の防衛を用いているかを、分析家が解釈できるような状況を作り出すことである。

コフートは、「自己対象転移の発見は、自己愛と自己に関する私の仕事の基礎を形作る」と述べている。この患者と分析家の対話は、被分析者の自己欲求を活性化させる、としている。

これらの自己欲求は、幼児期の誤った交互作用の結果、抑圧され否認されていたのである。

ひとたび被分析者が理想化または鏡映転移に入るや、自己は凝集状態に達する。この段階の分析家の活動は、二組の態度と行動、すなわち理解と説明である。

①理解

患者はこれまで葬られていた自己行動の願望（鏡映や理想化を通して自己の価値を高めたいという願望）をあらわすことができる自己対象としての分析家との

関係を確立する。この関係ができると，被分析者が経験していることについての分析家の理解を表現する。このようにして被分析者の転移願望は，分析家によって受容される。

既に述べたように，この間の転移願望への早すぎる挑戦，つまり解釈や説明は願望の拒絶とうけとられ，これらの自己欲求が埋没され，そのため自己欠陥に陥らされた幼児期の環境の繰り返しがみられる可能性がある。

患者の中には，多少とも長い時間の理解を要求する。いずれの場合でも，これらの解釈を用いないで，これらの自己対象欲求を理解することは，自己心理学的分析の治療プロセスにおいて決定的に重要な意味をもつことを，分析家は留意しなければならない。

たんなる受容ではない理解は，次のことを強調している。分析家の自己対象援助の内在化を通して，自己心理学的分析の結果が患者の自己の成長を起こさせることである。

②説明・解釈

次いで分析の段階は、基本的自己対象転移の安定した状態を破るような、裂けることのできない説明または解釈に中心がおかれる。自己対象によって果たされている必要な鏡映やその他の機能の内在化のあとに、自己は完全となる。共感的な評価者かまたは自己欲求に反応するのに自己対象の失敗が見られたあと、すなわち適度な欲求不満のあとただちに、これらの鏡映その他の機能が自己に内在化される。

分析家の仕事は、被分析者が児童期の失望に分析家を一時的に同一化している経験を認めさせることである。このように自己心理学的分析における分析家の説明（解釈）が、分析中に作られた構造を妨げる転移の歪みをよびおこして明らかにする必要がある。

説明や解釈は転移交互作用の力動性のみではなく、その発生源的根源を明らかにするのに必要である。分析家が患者に彼の欲求の力動的発生的説明や児童期における失敗した自己・自己対象の対話の再建を説明するにつれて、分析家は患者が過去の評価をするのに役に立つ。これは患者自身の共感的把握に役立ち、そのあとに分析の徹底操作や、その後の分析が終結する時に役立つ。

さらに分析家が説明している時に、分析家は患者に対してより客観的になり、融合の経験を同調の経験におきかえられる。これは融合するものへの信頼から、分析家の自己対象への共感的接近という自己の発達の進歩を反映しているのである。

③変容性内在化

転移の歪みが明らかにされ、被分析者が不可避の中断、共感的理解、適度な欲求不満として分析家の間違いなどを経験することができる。この経験は機能の内在化、いわゆる変容性内在化をもたらす。変容性内在化とは、これまでの外側の代理者（自己対象）によってなされていた鏡映のような機能が自己の内部で瓦状に折り重なり、または織りあわさったように体験される内的心理過程である。

④終結段階

自己心理学的分析の終結段階は、患者が自己の凝集性を体験できた時になる。

終結段階では理想的には、患者の自己は充分に強化されており、断片化に耐えられ、主張と確固とした理想を持つ自己を経験できる。

かくして分析が患者の一次的な自己の外傷とその結果おきたアンバランスに焦点をあてるか、あるいは患者のそのバランスを取り戻そうとする補償的試みに焦点をあてるか、そのいずれにしても、分析の成果は患者が凝集的自己を発展させることである。

この結果としてこの凝集的自己には必要なときに、必要な支持のために、成熟した自己対象を求め、それに備給することができるのである。

以上まとめると、コフートの見解では、精神分析的治療の目的は、成熟した共感的に方向付けられた自己・自己対象結合を作る患者の能力を確立することである。その結果成熟した自己・自己対象の出会いが、これまでの太古的自己対象に自己がとらわれていた束縛と入れ替わることができるのである。

以上は、『コフートの心理療法』（中西信男著）に沿って解説したものである。

第三節　カーンバーグの精神療法

カーンバーグの精神療法は、自己愛性人格障害者の病的誇大自己は治療者に転移としてあらわれてくるので、その転移の分析がカーンバーグの自己愛性人格障害者の治療ということになる。

分析は中立的で解釈的であるべきだと、彼は考えている。そして分析が進み分析家に対する患者の顕在化した転移が解釈されるにつれて、病的誇大自己と自己の拒絶された内容の両者の背後にある特異的な無意識的幻想が姿を見せ始める。分析をさらに展開させ、最終的には永続的な分析の終結へと導くのは、この特異的な幻想に対する分析家の詳細な解釈なのである、と述べている。

開始段階

カーンバーグらの自己愛性人格障害の治療の初期は、まずは患者が分析に充分に納得して分析されるというよりも、あまり治療者に動かされない硬直した自己愛性対象関係の基礎にある特異的な幻想構造があり、その心的構造がもたらす多くの防衛機能とその防衛機能が解釈されるのにともなってあらわれてくる高度に凝縮された原始的対象関係の両者を分析することが、分析家の課題である。

この時期の表面上穏やかでわずかにみられる転移に対する解釈も、反復して行われる必要がある、という段階である。

中間段階

中間段階にあっては、この時期の分析では理想化された万能の自己構造によって受け止められた攻撃的幻想によって支配されている。たいていの場合これらは最初は妄想的幻想として立ちあらわれ、その後憎悪の対象としての患者自身の荒々しい願望として、そして最終的には患者が罪の意識や関心を向ける全体対象に対する怒りという患者のより複雑な体験の一部として現れてくることが多い。

治療者と距離をとっていた状態から、妄想的幻想、怒り、そして罪責感へと向かうこうした動きは、妄想的幻想と部分対象が支配的な体験領域から患者が関心を向けるより、現実的な全体対象が支配的な体験領域へと、徐々に移行していく分析の中間段階を通じて，何回も繰り返される。

分析後期

開始段階と中間段階を通じて，自己愛患者の分析家への転移はしばしば硬直的で情動的であり，極端な感情によって特徴付けられている。開始段階では病的自己愛行動が支配的な間は，分析家は交互に患者自身の投影された誇大性の代理として理想化されたり，患者の自己の拒まれた部分の代理として脱価値化されたりする。

この誇大的構造が終わると，高度に歪曲された攻撃的な転移性幻想があらわれる。しばしば患者はサディスティックな願望を分析家の上に投影し，妄想的展開を発展させる。

この時期では治療者に対して陰性転移と陽性転移，あるいは理想化の時期とが交互にやってくるものである。

中間期において支配的だった攻撃的転移が分析されるにつれて，新しい転移が緩やかに姿を現してくる。自己愛患者は分析家に対する彼らの感情の中に，悲しみや関心、人間的につながっているという感情などがあることに気付き始める。

このときには分析家は以前より複雑で現実的な人物とみなされている。今や分析家のことを、自分を救うためにできる限りのことをしようとしてくれるが、誤りを免れない人間であると考えている。

しばしばこの時期の患者は、分析を台無しにすることで分析家を挫折させようとする彼ら自身の振る舞いについて、罪責感を覚える。これはこれほど多くの年月にわたって分析家が自分に与えてくれたものを受け止められなかったことや、差し出された親密さを享受できなかったことを患者は悔やむ。

この統合へ向かう変化は、患者の連想の質と個人セッションの構造に反映される。患者はますます内省的となり、防衛的同一化によって規定されていた投影的同一化によって規定されていた役割の硬直性が減じてくるにつれて、治療作業はより協調的な性質を増していく。

幻想はその奇妙さや極端さを減じてくる。以前より現実的で詳細な記憶があらわれて、患者の子供時代の姿はより複雑で真に迫った様相を呈する。

初期の、対象に抱いていた敵意の一部は、患者自身の投影された怒りの結果として理解される。

このように陰性転移が分析され徹底操作されて、より複雑で調整され、悲しいけれども愛情のこもった関係性が優勢となっていくと、さらに統合された転移への移行が繰り返しあらわれてくる。

分析中間期において、患者の憤怒や妄想的反応は、分析家にも苦痛な逆転移を喚起する。患者の分析家への転移が深まり、より複雑になるにつれ、分析家の逆転移反応も同じように深まっていく。

分析家はこれまでに患者がこうむった苦悩への悲しみと共感を感じ、そして分析し変化しようという患者の決意に尊敬の念を感じるものである。

終結期

自己愛性患者の分析がうまくいくと、分裂と原始的攻撃性に支配された対象世界が組織されるようになり、その後分裂していた自己表象と対象表象が複雑で現実的な全体対象表象へと統合されていく。

対象世界の組織化におけるこうした変化は、対象関係、自我、そして超自我機能における変化をあらわしている。

以前は病的構造により疎外されていた対象恒常性は、今や安全に獲得できるようになる。自己愛患者の貧弱な対象世界が深化し、より複雑なものになっていくに従って、空虚と疎外という病的自己愛の特性は徐々に目立たなくなり、患者はストレスがかかった時や孤独を感じたときにも愛情を向けられる内的対象のおかげで持ちこたえられると感じるものである。

外的対象との関係もまた変化して、その硬直性は緩和され、紋切り型でも搾取的でもなくなる。

自己愛性対象関係に付随する浅薄な感情と、分裂機制に付随する原始的憤怒は、統合された表象群に付随する以前より複雑で調節された感情に置き換わっていく。罪責感や内的葛藤への体制が強化され、超自我要素が妄想的に投影される傾向は弱まるのである。

自己愛性人格障害の患者が高い水準の統合された自己および対象表象を構造化することに成功し、この水準の構造化をストレスや喪失状況下でも比較的安定した状態で維持できるようになったとき、分析は終結可能となる。

これらが達成されたことを示す一つの徴候は、患者が分析家から離れることを妄想的対抗をもってではなく、悲しみの感情と共に耐えることのできる力である。さらに患者は自己分析能力が増大する。

分析が終結する時には、自己愛性人格障害者は分析家を自分の一部として用いることをあきらめ、何年にもわたって患者と複雑で豊かな関係性をはぐくんできた独立した人間としての分析家がいなくなることを悼まなければならない。

（以上の論述は『自己愛の障害』ロニングスタムE．F．編から引用した部分でもある）

第四節　マスターソンの精神療法

マスターソンは、「自己愛性人格障害の精神分析的精神療法は境界例に似ている」と述べている。どちらの場合も最初は治療同盟がなく、治療課題は患者が転移性行動化を治療同盟ならびに転移へと転換するのを助けることにある。

自己愛性人格障害と境界例は共に、転移性行動化をはっきり示す点では互いに似ている。転移性行動化を治療同盟および転移に転換する過程において、自己愛性人格障害者は境界例患者の場合と同じく、三つの精神療法段階、すなわち試し、決定操作期、分離期の各段階を通過する。この三つの段階も、境界例と類似した特徴をもっている。

すなわち試しの時期では抵抗と防衛、徹底操作期では憤怒と抑うつ、分離期では自立に対する退行的防衛があらわれるのである。

自己愛性人格障害の患者にあっては、極度の脆弱性や抑うつへの耐性の低さや、防衛が持続的に活性化していることから、大きな相違が生ずる。誇大自己と万能対象による防衛が絶えず働いており、同時にこの防衛と共鳴していない現実を回避し否認し軽視しようとするために、直面化は控えめに注意して用いなければならない。というのは患者が直面化を攻撃として受取り、さらに防衛を活性化するからである。

治療者は患者の自己愛の脆弱性が面接の中にあらわれたとき、まずそれを解釈することを第一にすべきである。その場合でも、治療者の側における現実および想像上の共鳴不全に対して、患者が非常に微細な点に至るまで敏感であることを常に心に留めておかなければならない。

また共感不全が空想化されたものではなくて現実のものである時には、それを治療者は素直に認めなければならない。

境界例患者はひとたび強固な治療同盟が確立され徹底操作が開始されると、たとえ分離不安や治療的圧力のために転移性行動化への退行が起きたとしても、それにもかかわらず治療者や治療者の職務に対する全般的な信頼感、あるいは信頼の性質は治療関係を支配し、治療者の人間的過ちを容認できるまでになる。

一方自己愛性人格障害の患者は、徹底操作の段階にかなり入っていても、強力な顕微鏡でも使っているかのように治療者の共感性を監視し続けて、ごくわずかな欠点に関してさえ自己愛型の防衛をもって反応する。

形成され始めた信頼の絆がどのようなものであれ、それは自己愛型の憤怒と失望の中に消滅してしまう。

これらの反応は治療活動の基本となり、境界例の場合とはまったく異なった性質を治療活動に与える。そのため治療者は、己の介入が自己愛型の失望や憤怒を誘発しないことに確信をもつことがなかなかできない。

面接において患者が失望しているその時点で自己愛の脆弱性を解釈することは、失望に対する感受性の鋭敏さに患者の注意を向けさせ、防衛を縮小させる方向に作用する。失望するごとに繰り返し探求することにより、失望の根源が明らかになるであろう。

その根源とは、完全な鏡像化への欲求なのである。面接で繰り返される失望の経験とその探求を通してこの欲求が一つの投影であるということに治療者と患者の間で意見が一致するようになって始めて、面接時以外にも偏在する鏡像化欲求についての探求を進めることが可能となる。

自己愛性人格障害の治療において転移性行動化から治療同盟および転移への移行が可能になること、またそれによって徹底操作過程が進展していくことを示すという本来の目的も果たされる。

要約して言うならば、自己愛性人格障害の示す行動化や症状に直面し解釈により行動化や症状を取り除いていくと、基本病理が明らかになってさらに適切な改善がみられるものである。

第五節　自己愛性人格障害の認知行動療法

自己愛性人格障害の認知的概念化に関しては、ベック（Beck）、ラッシュ（Rush）、ショー（Shaw）、エメリー（Emery）らによって一九七九年に提唱された認知の三徴という概念を使えば、自己愛性人格障害は自己、世界、未来に関する非機能的スキーマの組み合わせに由来するものとして概念化できると認知療法家の人たちは考えている。

このようなスキーマの初期の基礎は、両親や兄弟などのその患者の周りの人たちから直接的・間接的メッセージをもらうこと、個人の独自性と自己の重要性に関する信念を形作る経験を見出すこと、このようなことがまず情報として整理されなければならない。

このことによって歪曲された信念が数多く見つかるものであり、そのため自己愛者は自分自身を特別で例外的で自分の満足だけを求めてもよい存在だと見なしている。彼らは他人から、賞賛と尊敬と追従を期待する。彼らの将来に対する期待は、誇大的な空想から始まり、実現することに向けられる。同時に他人の気持ちを大切にするという信念がきわめて乏しい。行動面では要求が多く自己に寛容でありすぎ、時に攻撃的となることが過度にみられるだけでなく、協調性と相互的な対人関係に欠けている。

文化的に意味のある才能や身体的な特徴が存在していると、優れているとか特別であるというスキーマを強化する周りからの反応が生じやすくなるだろう。しかしその特別スキーマを修正するフィードバックが乏しかったり、歪曲されていることがある。

自己愛者には、他人との類似点に関するフィードバックがほとんどないのかもしれない。両親も子供に対する外部からの負のフィードバックを、ことごとく否定したり歪曲する。負のフィードバックから隔離されているため、自己愛者は他者の評価に過敏になりやすいのだろう。

逆にもっと微妙な例では、持続的な負のフィードバックのために、批判と見なされたものに対する極端で破局的な反応が持続してしまい、他人の目を意識しすぎるようになる。自己スキーマが強くなりすぎて全体を統合するような判断による均衡が崩れてしまう時に、たいてい問題が生じる。

自己愛性人格障害の特徴として、選択的抽出や「全か無か」の思考方法といった認知の歪みが認められる。このような患者は常に周囲に注意を払って自分が卓越している証拠を探そうとしており、自分が発見した証拠を非常に重視する。

一方自分が平均的であることを示す証拠を無視したり、自分が普通であることを示す指標に対しては怒りや不安や代償を求めるような行動で反応するだろう。どのような場合でも、証拠を解釈するのに特別な選択がされており、極端な結論が下される。

自己愛性人格障害の背後に存在する非適応的な主要な核心とは、自分は特別な人間でなければならないという前提であることは疑いがない。自分が特別な存在であると確信していると、彼らは必然的な結果として、自分は特別な扱いを受けて当然であり、快楽や高い地位を求めることは妨げられるべきではないという前提が生じる。

そのような対応がかなえられないと強い怒りを生じたり、あるいはまた特別な嫉妬心を抱いたり、他人を侮辱し馬鹿にしたような態度をとったり、他人を貶めたり、実際に他人が作ったものを壊したりして、自己の優越性を維持しようとするだろう。

患者はどんなときにも自分のやり方をしなければならないと確信しているために、宿題をやってこなかったり特別な治療を求めたり精神療法家と権力争いをすることがよく起こる。

そのうち治療者——患者関係が安定したものになれば、患者は治療者と権力争いをする必要が無いことが分かり、むしろ争うことは目標を達成することに逆効果であることを理解するようになれば、きわめて順調な治療プロセスということになる。

精神療法において、治療者が断固としたガイドラインや制限を設定して守ることは、非常に重要である。これは、「汚れた靴を診察室のソファにのせないで欲しい」と患者に頼むように直接的なことかもしれないし、もっと微妙なものかもしれない。

たとえばある女性患者が、「胸になにかしこりのようなものがある」と男性の精神療法家に話し、医師にそれに触れてみたいかどうか尋ねた。そのような質問が場にふさわしい適切なものかどうかと精神療法家が尋ねると、患者は「先生はお医者様でしょう。そんなに大げさなことなのですか。恥ずかしいのですか」と聞いたのだった。

しばしばどの程度患者の自己愛にあわせるか、どの程度制限を加えるか、どの程度患者と対決するかなどを決めることは、治療の初期から問題になる。

自己愛性人格障害者の治療にあたって、治療が進みようやく患者の誇大的な傾向、傲慢な態度、共感性の欠如といったことを指摘できるようになると、患者はわざと問題をずらして別の領域で自分の優れた点を探そうとするか、あるいは真正面から治療者とその自分の問題について直面し、誠実にそれに対応するならともかくも、むしろ自分が侮辱されたと感じて治療者と権力争いになることはよくみられることである。

またそのような直面化に対して、かえって治療者に対抗するのに相手の治療者が自尊心が高いとなると、「私のような問題は、○○大学の○○教授の方が鋭く問題を明らかにしてくれるのかもしれませんね」と間接的に治療者を批判し、治療者と権力的な争いを引き起こそうとすることもあるものである。

当然なものの、治療者はそのような操作に動かされてはならない。

自己愛性人格障害の認知療法では、初期の臨床的目標は、治療者と患者の共同関係を確立することであり、問題の概念化と治療方法について相互の合意を得ることである。認知モデルに患者をなじませることである。治療を能率的に進めることに関して、短期目標と長期目標という観点から患者に明確にしておくことが必要である。

長期目標は、患者が自分を誇大的に評価するのを調整すること、他人からの評価にこだわる認知を制限すること、評価されることへの感情的反応を上手に管理すること、他人の感情に対する自覚を強めること、共感的な感情をさらにもてるようにすること、利己的な行動を取り除いていくことである。

このようなことが、治療のスピードを速めていく能率のよい戦略である。治療的介入として、行動上の責任を増やしたり、認知の歪みや非機能的感情を減らしたり、新しい態度を形成したりして、その治療の焦点が変わっていく。

もっと具体的な長期目標としては、人の感情に敏感になり相手を思いやる行動がとれるようになること、人と協力して仕事を分担すること、自己中心的にならずにもっと道理にかなう期待を人にすること、習慣や気分の自己制御を増すこと、もっと識別力のある自己評価を行い人と自分の共通点を把握できるようになることである。

このような治療目標を持てるためには患者は、「安定した気分になりたい、対人関係や仕事を続けたい、頑固で繰り返す症状を取り除きたい」という願望があることから強まるものである。

自己愛の三つの大きな要素とは、誇大性、評価に対する過敏性、共感の不足である。

誇大性についいては、認知的技法を使って自分自身に関する患者の歪んだ見方を修正し、それにともなう極端な感情を処理することに力点が置かれる。自分が特殊な人間であるという患者の信念は、普通はまったくもろいものであって、肯定的評価と否定的評価の両極端を揺れ動く。

患者は自分と人を自動的に比較し、自分が勝って独特である、あるいは劣っているというように、人との違いを強調するきらいがある。

誇大性につながるもう一つのよくみられる誤りは、「全か無か」的思考である。

この絶対二分法的な考えでは、自己愛者はずば抜けて秀でているかまったくだめかのどちらかということになる。この思考形式を修正することによって、自己の重要性を過大に評価するのを少なくできる。

もう一つの適応的な考えとして、患者に自分自身の中で比較をしてもらう。たとえば自分に対する見方と他人に対する見方を比べて共通点を探すことも、時に見られるものである。

また、現実にありえない特性や際限のない特性を空想して夢中になっている状態を変えるには、イメージによる再構成法が有効だろう。新しく置き換えられた空想はすぐに実現できる日常的な経験の中にある満足感や喜びを高めるものであり、自己愛的なイメージから注意をそらせる一形式として作り出される。

このような空想をもし実行に移せば、自尊心を高めてくれることになる活動を内的にリハーサルするという目的にもかなうだろう。

たとえば、何千人もの聴衆の前でヒットソングを歌うという空想のかわりに、ある患者は教会や地域の合唱団に入って歌うことに喜びを見いだす姿を空想するようになる。このような方向で、人から注意を集めたり認められる喜びを理想化しないようにすることが重要である。

私自身の患者でも若い男性患者の中には，「ロック歌手になりたい，そして日本で有名になりたい」と主張する患者が再三いるものであるが，しかしギターが弾けなかったり，あるいはボーカルのトレーニングをしていなかったり，およそロック歌手として成功していく基盤がないにもかかわらず，それを大声で主張し大声で笑い，まるで実現可能で目の前にもう既にロックのスターがいるかのごとき態度を示すことがある。

しかしこれはあまりその不当性を最初から説明したり，あるいはその非現実性を否定したりするよりも，しばらくその考えが出てくるままに見逃し，それが終わったら別の考え，別の現実的な考えを持ち出して，それに取り込むように治療の内容を静かに変えていくことが必要なことが多い。

仮に，「それではロック歌手にはなれないでしょう」と言ったとするならば，たいへんな怒りと治療放棄ということが起こってくるわけである。したがってそのようなことにあまり関わらなくても，実際にまわりの人々，親や先生からの「それではロック歌手になれるはずがない」という評判が彼らの耳に届くにつれ，次第にその考えは恥をかきたくないので言わなくなってくることが多くなるものである。

しかし目の前でそれを言えば，たいへんな怒りをよぶということである。したがって，それはそれとしておきながら，現実的な生き方を一緒に探っていくということが彼らには特に必要であり，充分な配慮が要求されるものである。

ベックらは，「全か無か」の思考パターンや誇大性の思考を修正するのに，その患者の別の適応的な代わりとなる考えを患者が比較して，自分自身に対する見方と他人に対する見方を比べて共通点を探すことがある。そこで見られる新しい信念について，ベックは次のように述べている。

新しい信念

・平凡であれ。平凡なことは大きな喜びとなりうる
・人と同じように，人間的に生きることは可能だ。しかも独自性を残したままで
・チームプレーをすると報われる
・いつももっと良くならねばではなく，人と同じでよい。そこに喜びがある

・いつもはみでた人間ではなく，仲間の一人になることを選ぼう
・一時の賞賛より，他人から長く尊敬されることをめざそう
・自分だけではなく他の人も大切な要望や意見をもっている
・同僚は単なる競争相手ではなく，頼みになる存在だ
・他人の意見は正しく役に立つ。それを破壊的と思うから，破壊的なのだ
・誰一人として私に何の借りもない
・誇大的な空想にふけるより，現実を見据える方が健康的だ
・生きて幸福を味わうのに，すべての人からいつも注目や賞賛を得る必要はまったくない
・人の優劣は価値基準であり，いつでも変わりうるものだ
・人はすべて欠点をもっている
・誰もが何か秀でたものを持っている
・自分の気分に責任を持つようにしよう。人の評価によって気分を左右されるなら，評価に頼っていることになり，抑制不能になってしまう
（『人格障害の認知療法』ベック他著より）

このように、信念を新たに獲得していく方向に認知の修正を行っていくことが重要であると、ベックらは考えている。

このようにベックらは、治療者——患者間の信頼関係ができたときに、彼らの歪んだ自己愛的なスキーマを、より妥当で正常なそして適応的なスキーマに変える支持的な技法を用いるのである。治療者が自己愛に関する複雑な障害をより集中的で効果的な方法で治療していくことは、認知療法のより具体的な方法なのである。

自己愛性人格障害の患者は認知療法で効果的に治療することは可能だと、ベックらは考えている。自己愛的なパターンを消し去るのではなく、むしろそのパターンを修正してより生産的な方法で活用できるようにするのである。患者の自己愛の程度や承認や特別な治療を患者が常に求めることにどれくらい精神療法家が耐えられるのか、ということが精神療法のよい指標になるだろう。

症例

ある四九歳の男性が、私の外来にやってきた。うつむいて、いかにもうつ病という感じなのであるが、話してくるとだんだん攻撃的な言葉が出てくるのである。

つまり自分の友達の一人が出世したのであるが、その出世競争に負けたのがたえられない、自分の方が力が上なのになんで評価されないのであろうか、というのが彼の不満であり、そしてまたそれがうつ病の元になっているのである。

彼は早口でしかも攻撃的にしゃべり、それは自己愛的な人たちの特徴である。共感性は、高いとは思えなかった。一人の友達が自分を出し抜いて出世するということに対して、その人がどんな資質を持ち、したがって自分を抜いていったのかということの配慮がなく、自分は力が上である、自分は○○の資格を取って努力家である、そのように社長は私を認めていた、ということをひけらかすばかりであった。

あまりにその出世した人の批判をするので、

「あなたはその人よりも、本当に力が上ということなのですか」と言うと、その言葉を待つように、

「当然です、私の方が上なのです」と言うのである。

「では社長はあなたを評価していながら、どうしてその人のほうを上にあげた

のでしょうね」と言うと、

「それは社長の見方の歪みです」

「でも、社長はあなたを高く評価していると、既にあなたは言ったと思いますけれど」

「それはそうですけれど、やはり人間にも誤りはありますから」と、こじつけ的な弁解をするのである。

確かに彼は勉強家であり、努力家ではあるが、誇大的な自己が前面にあり、また闘争的でもあった。かつ闘争的な妄想傾向もみられた。

このような自己宣伝と自己の能力への陶酔、そして出世した相手への攻撃が、延々と毎回のセッションで続くものであった。彼はミロンの下位分類では、エリート的自己愛性人格障害と言える。

あるとき私は彼のワンパターンに耐えられなくなり、

「あなたは彼を批判するばかりですが、彼のいいところをみる気にはならないのですか」と聞くと、

「彼は、いいところがあるわけないのですから」と言って、

「そんなことを言うなんて、先生失礼ですよ」と、いささか幼稚な怒りの応答をしたのであった。

これ以上進むことはできないということで、支持療法的な対応を心がけた。もちろんコフートのように共感的に理解するとしても、共感して彼の自己愛や誇大感がいっそう大きくなるのでは治療が行き詰るものと考え、共感的というよりも、じっと聞き、いずれ矛盾したものにぶつかり、その時点で話し合うことができればよいと考えていた。傷ついた幼児期の自己の発見である。

そしてまた少なくとも双方の治療的関係がよくなることを期待していた。しかしこのような私の考えは表面的なものであり、ある意味で彼に対して、「なんて愚かなんだろう、なんて自分のことを知らないんだろう、なんて共感性が低いんだろう、なんて人間性がないんだろう」という、私自身の批判がどこかに渦巻いていたに違いない。

そのため彼に対して話す場合でも、いささか皮肉めいた言葉が多くなっていたものである。つまり、私のある種の逆転移が起こっていたともいえるものである。

私はある時彼に

「あなたは自分の人間としての力を高めると言っていましたね。私はそれに非常に共感するのですが、話を聞いているとあなたは出世に負けたことだけであって、この世の中はすべて競争であり戦場である、という風な風景にしかあなたの心が見えないのですけれど」と言うと彼はぶすっと怒って、

「今日はもう帰ります」

と言って帰ってしまったのである。

自己愛性人格障害の人にまともに皮肉を言ったために、彼はそれに耐えられず、怒りをぶつけて私の外来を切ったのである。

私は切られたことでかえってほっとした、という側面があったのであるが、同時に私はどうして彼に対してうまく治療をもっていけなかったのか、反省したものであった。

しかしその次に来た時は、話の内容ががらりと変わっていた。自分の会社が合併統合するのであるが、合併統合した場合にどうなるのか、不安だと言う。

「でもあなたは自分の力に自信があるのですから、堂々とそれを発揮していけばいいのではないのですか」と言うと、

「そうですね、自分は今まで蓄積した力があるのですから、それを発揮すればいいわけですよね」

と、自己愛にいささか添った形の共感性で、彼の言葉を支えていった。

「でも先生、人生いろいろあるものですね。私は自分の力や努力で何でもできると思っていたのに、失敗してしまいました。つまり私は、出世競争から落ちてしまったのです。そんな時に会社の合併統合がやってきて、どこに漂着するのかも分からない状況になり、混乱のさなかです。もう出世の勝ち負けなどというものが、どうでもよくなってしまいました。ともあれ私が自分の家族を支えられればいいと思うのですよ」

彼のほうで、自己愛から家族のことを思う気持ち、共感というものが、少しずつ出てきたのであった。

かくてこのような状況の中で、彼の治療は進んでいき、怒りは遠ざかり、自己愛、あるいは誇大性といったもののもいささかセーブできるようになって、会社に戻っていったものである。

私は自己愛性人格障害の治療経験では、コフートのように共感的についていくことは、経験上難しいものと考えている。既に述べたように、共感すればするほどその患者の自己愛を是正するどころか、むしろ広く展開させてしまう心配があるからである。

しかしそれを批判すると、かえって怒りが治療者に向かってきて、結局ライバル争いになってしまうということが、多くみられたものであった。この共感と解釈（この解釈は、多くは患者には批判として受け取られるものであるが）の割合をどのようにもっていくか、自己愛性人格障害の場合にはきわめて難しいものである。

しかし自己愛性人格障害の幼児期からの親子関係を素直に話せるような状況にもっていけば、患者は心を許し、過去の親との問題を見るうちに、自分自身の現在の立場が見えるようになり、かえって患者――治療者関係もよくなっていくように思われる。

第四章

自己愛性人格とモラルハラスメント

自己愛性人格ないし自己愛性人格障害の人たちは共感性が乏しく、あるいは人を動かし自分が中心でないと気がすまない。いつもほめられなければ安心できない。

そのために強引な力の論理や、さまざまな対人関係の技術を使って、多くの人を犠牲にしつつ自分の立場を高めようとしていく人たちである。

このような自己愛的な人たちの相手になる人たちは、言葉の上でも情緒的なレベルでもさまざまな被害を受け、ＰＴＳＤに近い精神状態になることもある。

自己愛性人格障害は実際、社会の上では極めて少なく、日常われわれが目にするのは、だいたい自己愛性人格である。つまり横柄で、力を駆使して人を軽蔑し、自己中心的に動こうとして、共感性に乏しい人たちである。つまりここで自己愛性人格とは、このような自己愛性人格障害の主たる特徴を持っているが全部は持っていない、という人たちを指すものとする。このような人を自己愛性人格の人たちとするならば、われわれの身の回りにも実に多いものと言ってよいものである。

この自己愛性人格の人たちは、夫婦の関係、親子の関係、会社内の人間関係といったことで目立つことが多い。つまり相手を無力化し、相手を思うがままに動かし、相手が加害者であるかのごとく役割を押し付け、その相手の弱みの上に自分が権力を握る。支配し続け、そしていじめることそれ自体が快楽となっていると思える形となる。

第一節　日本の家族とモラルハラスメント

たとえばある夫婦の場合、夫の海外赴任でアメリカにわたっている間は実に家庭は円満であった。子供が生まれそれを喜び、いろんなところに車で旅行し、毎日の生活を楽しんでいたものであった。

外国では日本人が少ないので、彼ら自身のまとまりが要求され、自己愛的な行動をとろうにもやはり相手を思いやる気持ちがなければ、外国では日本の家族はうまく機能しないものであった。したがって夫の自己愛的な気持ち、あるいは妻の自己愛的な気持ちは抑制された形で、アメリカでの生活はうまくいっていたのである。

しかし日本に彼らが帰ってきたとき、夫は一人勝手に宗教的な熱意に取り付かれてその活動に入り、妻は妻で夫が自由な行動をするならば自分は自分を可愛がってくれた父親の元にせっせと子供を連れて帰ることになり、家族のまとまりはまったく失われてしまったのである。

そうこうしている内に夫の、「俺はこれだけ働いているのに、何で俺にちゃんと尽くさないのだ。尽くさないお前は、単なる盗人だ」という、激しい言葉の攻撃が始まった。

妻は最初のうちはできるだけ「あなたに尽くそうと思っています」と言っていたが、ついつい夫の側より父親の側にいたほうが心が休まると、相変わらず実家に戻る日々が続いていたのである。

このことはいっそう夫の嫉妬と憎しみをかきたて、妻に対し「お前なんか出て行け。子供だってお前を嫌っている」と、さらに激しい言葉の攻撃が続いたものであった。

やがてある朝、朝食を食べていると、またしても夫が妻に激しい攻撃を向け始めた。すると妻は突然気が狂ったかのようにマンションの玄関の扉を開け、「この人は私を殺そうとしている」と叫んだ。

このことにより、この夫婦は結末を迎えてしまった。離婚をして、家族はばらばらになってしまったのであった。

この場合、夫の自己愛性は言うまでもないが、妻の自己愛性あるいは依存性といった、潜在的にそれぞれがもっていたものが日本に戻って露呈し、それにより家族のまとまりを失ってしまったものと考えられる。このような例も、夫の自己愛性人格、妻の自己愛性人格の戦いであったといえるものである。

また別の家庭を見てみよう。問題の彼女は、ある田舎の古風で伝統ある地方産業の豪商の家に嫁いだ。彼女は東京では普通の平凡な暮らしをしていたが、その豪商の息子に見初められ、地方都市に嫁いだのであった。

しかし彼女の結婚後の生活は恐ろしく大変なものであった。東京で自由に暮らしていた人間が、田舎の儀式、伝統やしきたりを一通り覚えるだけでも大変なものだったのであり、そこをどうやらくぐり抜けたと思った矢先に、今度は嫁姑問題がきつくのしかかって来た。姑の彼女への対応というのは、一見表面的には優しく大事にしているように見えるのだが、日常のちょっとした仕事に口を挟み、それはきわめて陰湿であり、深く人を傷つけるものであった。

彼女がある漆塗りの器をふいていたときに、姑がすっと横を通るなり、「ふき方も知らないで平気でこんなところにいるなんて、今頃の嫁はまったくずうずうしいものだね」と、小さな声であるものの、しっかり彼女に聞こえるように言うのである。彼女はナイフでぐさっと胸を刺されたように感じがして、その夜は眠れなかったという。姑はこのように、堂々と言うのではなく何気なく独り言のように言うことで彼女の反論を封じ、それでいて彼女の行動を支配するのである。

そしてそこには、「伝統的な儀式やさまざまなこの家のしきたりを私によく見習い、私を尊敬しなさい」という態度が赤裸々に見られるのである。

このような姑の態度に、彼女はおののくばかりであった。女同士のこのような戦いは、まるで江戸幕府の奥女中の世界のようであり、そのような中にまさか自分が身を置くことになろうとは、夫との静かなる地方生活を夢見ていた彼女にとっては想像だにしないことであった。田舎の伝統やしきたりをマスターするのは誰でもが容易ではないにもかかわらず、彼女はチャレンジしなければならなかった。しかもそれがどんなに大変なものかを知りつつ、彼女の至らなさを指摘する姑との関係で彼女は苦しむのである。

しかも夫が彼女を守るのならばともかく、姑に味方する立場に立つので、彼女はただ孤立するのみであった。そして夫もまた「お前はなんて要領が悪いんだ。お前のような奴を嫁と言えるものか」とあからさまに彼女を非難するのである。このような二人の攻撃、一人は囁くように、もう一人は大きく怒鳴るように、この二つの声を彼女はただ恐れ、うつ病になってしまった。確かに病気になるしかないものであり、また病気に逃げるしかないものであった。

彼女はなぜ夫に苦情を言わないのだろうか。それは「なんてお前は弱いんだ」と一層怒られるからであった。なぜ姑に「このような伝統的なしきたりに、私はまだ充分に馴染むことができません。それには時間がかかります」と言えないのであろうか。それを言うと「多くの嫁はそれを全部覚えきって初めて一人前になるのです。あなたには出来ないということは、嫁失格ということです」と叱られることは想像だに難くないからである。

かくて彼女は、身動きが取れなくなってしまったのである。さらに彼女の父親は「女はいったん嫁に行ったら帰ってくるものではない」という、東京にいながら意外に古い伝統を彼女に押し付けていた。

こうなると彼女は、この牢獄の中にひとりさまようしかなくなってしまったのである。これが彼女のうつ病の大きな原因であった。これはまさにモラルハラスメントの典型的なあり方であり、しかもそれは日本社会の典型的なあり方である。

彼女はいささか幼い雰囲気を与える女性であった。しかもまじめすぎるところがあり、人の言っていることをそのまま受け取り、自分を守る術がいささか身についていないものであった。このために彼女はうつ病となって、入院することになった。

彼女の話を聞くと、いかに田舎のしきたりの強い豪商の家では、少しでも力がないとするならば、堂々と嫁を苦しめる、つまりモラルハラスメントを与えていることに驚かされるものであった。彼女は離婚するべきか、あるいはその結婚を継続するかずいぶん悩んだようであるが、そんな時に夫が来て彼女を慰め、「家に来れば俺が守るから」と言いつつ彼女を病院から出し、また自分の家に戻すのであった。

しかしその家ではまったくことは改善されるものではなかった。すぐにも姑のいやみが相変わらず続き、しかも夫は彼女を守ることはなかった。このようなプロセスで、彼女はとうとう離婚を決意することになってしまった。

夫はまさにうまく彼女を手なずけ、最終的にいじめ苦しめるものであった。夫は共感性が乏しく、自己愛性人格の典型であった。また姑も同じく、田舎に行けば行くほど姑というのは力が強いものであり、未成熟なこの妻にはとてもかなわない力によって彼女を封じ込めるものであった。その姑もまた、当然自己愛的な性格であることは言うまでものないものであった。

このように、自己愛的な性格によって彼女は離婚へと追いやられ、何のために結婚したのか、何のために都会から田舎に行ったのか、その理由も不明なままただ苦しむだけの生活であり、やがて離婚することになったのである。

モラルハラスメントは、このように非民主的な力によって相手をねじ伏せるものである。そしてそれを行使するのは、自己愛的な人たちなのである。このように考えると、日本こそ封建的な力を背景に、民主的な関係を度外視して、相手を力で批判し、圧倒し、侮辱を与え、人間の本質を奪い取るような行動が見られるものなのである。

この例のように日本では、夫と姑が二人一体となって嫁と相対するようなモラルハラスメントが、きわめてい多いものである。嫁はいつまでもよそ者であり、よそ者はいじめられてしかるべきもの、という形になるのである。

第二節　日本の企業とモラルハラスメント

企業では、上司は部下を侮辱し、力によっていじめるということは実によく見られるものであり、ある意味で当たり前と言ってもよいものである。上のものが部下を叱ったり侮辱したりするのは、通常の日本の組織の姿だといってよいものである。

しかしわれわれの社会は、いかに封建的なものがバックグラウンドにあったとしても、民主主義の社会であることは憲法に記されているものである。したがって、上のものが下のものを平然として侮辱し叱り付けるということは、あってはならないものであるが、これもまたあまりに当然なために、周りもそのことを問題にすらしないといえるものである。

このような上司は、自分も昔は上からいじめられてきたという悪しき伝統を、そのままこの新しい地位の下の部下に行使するものである。まるでチェーン現象のように、このモラルハラスメントが延々と続くのである。自分がやられた、だから下の者にやる。そしてまた下の者も、自分もやられた、だから下の者にやる、と延々と上位の位の者が下の位の者をいじめるという姿は、日本の会社にはよく見られる姿である。

このようなチェーン現象が続くには、単に上・下の地位の違いがはっきりしているだけではなく、上の者が下を思うようにいじめ、力任せに罵倒するということは、その素質の中に自己愛性人格がなければ出来るものではない。

ある大手のコンピューター会社の社員が、私の外来にやってきた。どういうことかというと、彼は次のように説明した。

「私は文系の出身なのですが、会社でかなり力を発揮してきました。昨今リストラが多くなり、理系の人間も少なくなり、少しでも自信がありそうな販売部門の人間も研究部門に回されることがあるものでした。それが私なのです。私自身もうっかり『研究部門に入っても自分はやっていけるのではないか』と、自分でも自分の力を見間違っていたものです。そこの研究部門に来ると、上司はどんどん仕事を持ってくるのです。初めは一生懸命やっていたのですが、ある時点でこれはとても無理だ、と思うようになりました。そして同僚に聞くのですが、同僚たちも無関心です。このような厳しい不景気な状況のさなかでは、誰も自分のことで精一杯と言わざるを得ないものでした。上司に訴えると『何だお前は、自分は力があると言っていたのだから、それくらいのことは出来るだろう』と言うばかりで、具体的にどうしたらよいかという、ソフト開発のやり方を教えてくれないのでした。そのため夜には、ソフト開発の専門学校に入って学んだりもしましたが、昼の仕事と夜の勉強ではとても続くものではありませんでした。だんだん眠れなくなり、自分は能力がない、自分はもうここにいてもしょうがないと思い、イライラし、頭を壁にぶつけて額から血が出るほどのこともありました。妻は心配し、『もっと楽なところに行けばいいじゃない』と言うのですが、会社の上司はまったくそのように訴えても、耳を貸すものではありませんでした」

私がその会社の上司と会うことになり、この問題を解決しようとした。それしか手がないと考えたからである。

上司は、「こんなソフト開発ぐらいみんなやっているのですから、いかに文系の出身といってても見ればわかるはずのものなのです」と堂々と述べていた。しかし私は彼に、

「彼が今までやっていたのは販売ですから、まったく違う仕事だとするならば、これは大変なプレッシャーでしょう」と言うと、

「それならそれで、私のところに来る必要はないのです。私のところに来たのならば、同情はいらない、助けはいらない、自分の仕事をちゃんとする、というのが常識ではありませんか」

と言ったものである。

まったく人への、特に弱者への共感のないきつい目で私を見ていたものであった。彼は彼で下を向いて顔は青ざめて、時々脂汗をかいてハンカチでふいていた。

「部長さん、このままでは彼は自殺するかもしれないんですよ。そこまで追い込むことは、あなたにできることですか。人権違反と言ってもいいものですよ」

さすがに自殺という言葉を聞いて、上司の部長ははっとしたらしく、少し考えて、

「では、どうすればいいというんです」

「彼に向いた仕事を見つけてあげることが、当然のことではないですか。ここまで来るのは、死ぬか生きるかの大きな問題に彼はぶつかっているのですから」

と述べると、

「分かりました。会社に戻って検討します」

ということでその点はうまく解決され、彼は再び販売関係の仕事に近いところで仕事を得たものであった。当時会社の景気が悪いので、販売部門は大部分がリストラされてなくなっていたのであるが、一部残っているところに彼は納まったのであった。彼はようやく普通の健康な顔になり、私に涙を流して感謝していたものであった。

このようにこの上司は、自分の権力を笠に着て悪意あるいじめを行っていたものであった。権力を笠に着て、地位の高さを笠に着て部下を思うようにいじめ、そこには優しい共感がないというのは、それこそが自己愛性人格の特徴なのである。

第三節　企業とセクシャルハラスメント

また別の大手の会社で、女性社員は入社して二年目ぐらいであった。彼女は男女平等を基に、飲み会や忘年会などに参加することはなかった。日本の忘年会などは、大体女性が酒を酌み、男にかしずく形になるものである。そのようなことが妥当だとは思えない、というのが彼女の心情であった。

しかし問題は、突然このような男女平等の考え方が今の日本で通用するか、ということであった。会社の組織替えが行われ、新しい部長は某国立大出身の、いかにも権力そのものを誇示する厳しい顔をした上司であった。彼はそこの部署に来てしばらくして、やがて来る忘年会に対して彼女に、「今度の忘年会にちゃんと出てくれ。そうでないと、周りの人間が君を変わり者と見るだろう。絶対に来るんだよ」と命令したのである。

彼女は下を向いて軽く会釈をして戻った。

その忘年会の当日、彼女は仕方なくその忘年会に出た。そして自分の席に座っていると、部長の挨拶が終わりその後間があったときに、部長は大きな声で「A君、こちらに来たまえ」と言うので、彼女は部長のところに行った。

「さあ、私に酒を酌みたまえ」とみなが注目している場で、その行動を命令したのであった。彼女はしばしうつむいていたが、この激しい力ずくの行動に従わざるを得ず、酒を酌んで、そして彼女はそのまま涙を拭きながら家に帰った。

そして翌日に私の外来にやってきたのである。

「先生、こんなことがあってよいのでしょうか。力を笠に着て、みなの前で私に恥をかかせ酒を酌ませるなんて、あってよいのでしょうか」と、泣きながら訴えるのであった。

確かに彼女の立場に立てば、当然男女平等の社会であり、わざわざ男性に酒を酌ませるというのはセクシャルハラスメントであり、またモラルハラスメントでもあった。彼女は「この男性主体の会社では私のような人間は変わり者にされてしまうのです」と言う。

私は彼女に、「会社というのは、いささか人間関係は古い体質を持っているところが多い。いかに大会社といえども、いや大会社であるからこそ、そういう体質がいつまでも残っているものだと思う。君の考えは妥当であり、男女平等であることはこの先進国で当然保障されていることだから、この部長の行為は男女平等を踏みにじるものであり、セクシャルハラスメントである。したがって君は悪くないのであり、君自身これからどうするか、冷静に考えなければいけないね。なかなかこの会社の体質は変わらないよ」と述べた。

するとは彼女は

「私もそれを考え、別の会社を探しています。女性が多い化粧品会社に勤めれば、男女平等で、そしてあのようなセクシャルハラスメントが起こらないと考えます」

「そうだね、君、少しそのような会社を探してみたら」

と言うと彼女は、そのような化粧品会社を探し、そこに転職した。そこでは社長が女性であるだけに、男性への気兼ねなく伸び伸びと仕事をすることができ、日に日に顔は明るくなっていった。

かくて彼女の問題は解決したのであるが、やはりこの日本の会社組織の封建制はきわめて大きな問題であり、そこで一人男女平等と叫んでも、あっという間にもみ消されてしまう社会ではある。しかし今この現代に至ってなおかつ男女平等が成立しないというのは、多くの他の人たちが「強いものには巻かれろ」という形で自己愛的な上司に逆らわず、封建体制を無言のうちに支えているという風土が日本にあるから、このような問題があると考えられる。

第四節　病院とモラルハラスメント

ところで医者の世界も、きわめて封建制が強いものである。各大学の派閥争いは、まるでやくざのように繰り広げられているのが現状である。そしてそのトップに立つ人たちは、医者というよりも政治家といった方がよい人たちが多いものである。

ある内科医は、国立病院の内科医として医局に入ったのであるが、その大学の医局の派閥は主にC大学のものであった。彼の出身はA大学であり、彼は少数派であった。C大学の人が圧倒的に多く、彼もそのことを考慮してそこの病院に来ることを考えるべきであったのだろうが、自分の実家に近いということが選択の理由で、その病院に来たのであった。

しかしいつまでたっても彼は思うような研究ができず、思うように出世していくことはなかった。それはそれで仕方がないと思っていたのであるが、下から来たC大学の人たちがとんとんと上にいき自分に命令するような形になってしまうと、さすがに彼も我慢しがたいものになった。

かくて彼はそこの医局長に
「なんで私はいつまでもこのような地位で、しかも後から来た医者に命令されなければならないような立場なのでしょうか」と聞くと、その医局長は平然と、

「あなたは頭が悪いからなんだよ。頭が悪いのにそんなことを言っても、それは理不尽だろう。それくらい、君も分かるはずだろう」と、実に冷たい視線で彼を見下したのであった。

彼もびっくりしてしまい、こんなことが実際に世の中にあるのだ、と思うだけであった。

彼はやがてそこをやめざるを得ず、別の私立の病院に行き、そこでは学閥は多少はあったとしても、そう露骨にその学閥が蔓延しているということはなく、い

くらか楽に働くことが出来るようになった。

しかしこの前の国立病院の医局長の「お前は頭が悪いからだ」という言葉は、実に無慈悲であり、そしてまた事実彼は力がないわけではなく、論文を書きそれなりに評価されているのであった。したがって「頭が悪いからだ」という言葉は、まさに人を侮辱する、力を笠に着た態度だと言わざるを得ないものであった。

この医局長の性格は、きわめて眼は鋭く、歩き方もまるでやくざのように脚が横に広がる歩き方となり、「俺の言うことを聞かなければ、どこへでも出してやるんだ」というばかりの雰囲気であり、まさに自己愛性人格の典型であると言えるものであった。実際その医局長は、自分自身が結局能力はなく医局長どまりで、どこかの大学に赴任するなどということはまったくなかったのである。単に政治や権力欲に身を包んだ、自己愛性人格としていたに過ぎなかったのである。

医学という科学の先端を身につけて働かねばならない場で、科学こそ平等な事実を求める社会であるのにもかかわらず、封建的なやくざのような人間関係を続けている医学というのはいかなるものかと疑問にもつものであるが、今もって日本の医学部はこのような学閥主義、権力主義に基づいて人事が動いており、日本人はいつまでたっても本来の民主主義、科学的公正というものに近づくことはなく、権力を笠に着て人事が動いていくという自己愛性人格の人たちが医局を牛耳っている世界なのである。

第五節　日本社会といじめ

また日本は、いじめがとても多い国である。それは日本の「村八分」という現象が背景にあるからであり、仲間意識とよそ者への排除という意識がきわめて強いからであると思われる。このようなことは、小さいときの学校でのいじめの現象、あるいは会社でのいじめの現象、いやあらゆる場でのいじめの現象で見られるものであり、村八分現象と言ってよいものである。

特に政治家などは、このような村八分現象を顕著に利用しているものである。そしてそのいじめの頂点に立っている人とは、自己愛的な人たちであり、権力欲がきわめて強いことが多いものである。さらにまた自己愛性も強く、人への共感性が顕著に低いと言ってよいものである。

つまり共感性が低ければ低いほど、簡単に自己決定ができ、人を支配し人を罵倒し、そして罵倒することによって一層彼らを自分の身に引きつけるのである。このような人たちの周辺にいる人たちは、従順でまじめで几帳面で、やや小心な人たちが多いものである。彼らは指導力が乏しいために、指導力の傘が欲しくて、あえてこのような自己愛的な人たちの支配下にいることが多い。しかしそれによって心が破壊されるほどに大きな被害を受けることは、日常よくみかけるものである。

日本ではこのような、自己愛的な支配者を中心とする権力ハラスメントないしモラルハラスメントをうまく生き抜くことが、日本人がうまく生き抜くコツなのかもしれない。しかしそれについて堂々とこの問題を聞くならば、彼らはこのようなモラルハラスメントを行う自己愛者に平然としたがっていることに納得しているのであろうか。彼らはこのような言葉をちゃんと話せば、そんなことは不合理であるということは、当然知っているものである。

しかし事なかれ主義が日本のモラルになっているのは、いやこれはモラルではなく不道徳なものであると考えられるのだが、それが一見モラルのように、権力的な自己愛者の上司にしたがっていくことがより立派な人間という形になっているのが、今の日本であると言ってよい。

第六節　学校といじめ

わたしはかつで、ある中学でいじめによって生徒が自殺した事件の裁判における意見書を書く仕事を引き受けたことがあった。このケースでは、まず新しい転校生がやってきた。ほぼ同じ時期にもう一人の転校生がやってくる。そして片方だけがいじめられた。この二人を比較すると、実にいじめの構造がよくわかるのである。

その中学校では、新しい転校生が来ると、学年で一番強いボスがやってきて、自分の名前を告げ、「覚えておけ」と頭をこづいていくのである。わざわざ隣のクラスの転校生にまでこのようないじめを行うのである。それに対して、この最後に自殺してしまう少年は親や先生には何も言わずに、このいじめを受けていたのである。

しかし彼は「仲間に入れてくれ」と頭を下げる卑屈な態度は示さなかった。彼は彼らの不当な力と数でくるいじめに対抗したのである。クラスの権力者たち、つまりいじめの首謀者たちは、彼に頭を下げることを執拗に要求するかのようにいじめを延々と続けたのである。彼の教科書は外に捨てられ、机も捨てられ、そしてまた彼の教科書にはマーガリンが塗られ、さらにいたずら書きをされ、机や椅子の上には画鋲が置かれるということが続くのである。

このような中で、彼はもはや抵抗しきれないというほど追い詰められていく。睡眠がとれず、目の下には隈ができ、睡眠障害の跡がよくわかるようになってくる。「自分はもうだめかな」とも思っていたのである。

もう一人の少年はこのようなクラスの権力者たちに、男であれ女であれ頭を下げ、どうか自分をいじめないで仲間に入れてくれ、という形でみなの中に入っていった。いささか卑屈ではあるが、これが日本人の典型的な転校生のクラスへの馴染み方なのである。頭を下げて卑屈になる。それがクラスに入っていく、まず第一に行われる儀式である。

適応のうまい子は演技的であれ、このような卑屈な態度を見せることで彼らから受け入れられる。受け入れられるとなると、思う存分彼らと同じようなスタイルで遊び、仲間の一員となっていく。問題の自殺した少年は、この集団に対し、徹底的に暴力に対しては無視し、いじめの言葉も聞き流していたのであった。このような抵抗をし続けること自体、ますますいじめる側をいらつかせ、一層いじめがひどく展開されていくこととなったのである。いや、いじめる側も、いらついたと言うよりも、もっといじめが面白くなっていったのかもしれない。彼が一言でも、その権力者たちに謝ること、卑屈なことを述べればすべてが解決するにもかかわらず、彼はそれをよしとしない。負けず嫌いとも言えるし、正しいことは正しい主張すると言えるかもしれない。しかしこのようなモラルを忠実に守ると、結果的に彼がモラルハラスメントを受けることとなる。つまり彼らの権力欲、あるいは彼らの賞賛というものを望む欲求に対して、それを無視することになるのである。かくてその果ては心の病になるか、あるいは自殺になるかという限度にまで追い詰められてしまうものである。

かくて彼は自殺する。しかも彼の自殺には、遺書もない。つまり自殺の理由も書いていなければ、いじめた人の名前も書いていないのである。これは彼がいかに自立心に富んでいたかということを示している。多くのいじめによる自殺というものは、遺書の中にいじめた相手の名前を書いて曝露することがほとんどである。むしろ調べる側からすると、その方が分かりやすいのである。しかしこれは、ある意味で弱さであると彼は考えたのであろう。すべてを隠し、すべて自分の責任のもとに消えていく。これは強いがゆえに消えていくという、日本独特のいじめの構造であり、モラルハラスメントの典型的な例だと考えられる。

第七節　政治家とモラルハラスメント

このようなことは会社でもどこでも見られるものであり、この網をくぐり抜けなければ日本人は生きられないのだとすると、なんと窮屈な日本社会だと思わざるを得ない。

いじめる側の親分は実にいじめ上手であり、相手に恥をかかせることが最も効果的なように場面を設定する天才であり、そのことによってますます自分の力を高めていくのである。自分の力の顕示欲、自己中心性、共感性の欠如、これらはまさに自己愛性人格の典型的な性格なのである。

日本の政治家は、まさにこの自己愛性人格の最も集まっている世界である。日本の政治家は、本当に人のために、民衆のために尽くすと言うが、それは単に選挙の時の決まり文句に過ぎないのである。自分が権力を持ち、思うがままに人を動かし、人に誉めそやされる、というようなことを喜びとする人が非常に多いものである。

したがって日本の政治家の集まりは、やくざの集合のような状態になってしまうのである。選挙の演説の時にあそこまで頭を下げ、握手をし、民主主義を平然とうたい、民衆が中心であることをとうとうと述べながら、選挙で選ばれたとなれば、まったくこの状況が反転し、一般民衆はこの政治家にとって単なる一市民に押し下げられ、時にはこの政治家の言うことを聞かなければそこで生きていけない、という状況すら生じる。悪しき封建的システムが、日本の政治システムであるといってよいものである。

政治家として当選した暁には、彼らにはもはや民主主義も平等もないものであり、まさに権力を思うがままに動かす自己愛性人格の世界となってしまい、選挙前と選挙後の彼らの態度の食い違いは彼ら自身も知っているのであろうが、選挙の時の平然と一般民衆に頭を下げる姿と、選挙後の堂々と彼らをひれ伏させる姿はまったく逆転した姿であり、その姿を平然と駆使できるということは、無神経であり、共感性の欠如であり、権力欲と人を操作する見事な術をわきまえている、悪しき政治を代表しているように思われるのである。市民はこのような政治家の、票を獲得するための一個の素材に過ぎないのである。

第八節　自己愛性人格と犯罪

ところで、このような自己愛性人格ないし自己愛性人格障害というのは、意外なことであろうが、犯罪者の性格ときわめて近いところにあるのである。アメリカのハーベー・クレックリー（Cleckley, H.）は、精神病質というものを明らかにした人である。精神病質というのは、犯罪を起こしやすい性格の人、と考えてもよい。クレックリーの『狂気の仮面』は、きわめて有名な本である。そこでは16個の精神病質の特徴をあげている。

精神病質（反社会的人格障害）の性格的特徴として、

①表面的には魅力的な側面を持っている
②信頼性がもてない
③誠実さにかける
④自己中心性
⑤哀れみの気持ちの欠如

といったものが述べられ、その他、だますのがうまい、あるいは失敗から学ぶことがない、といったような項目をクレックリーはあげているのである。

このような、表面的には魅力的であるが信頼できず真実味がない、などというのは、現代の政治家の性格といってもよいものであり、政治家と犯罪者が意外なところで性格が類似していると言ったら、言いすぎであろうか。

このクレックリーの精神病質（サイコパス）を改善したのが、ロバート・ヘアー（Hare, R.）である。彼は二五年もかかって、この領域で優れた研究をした。

このヘアーがまとめた二〇項目の精神病質チェックリストは、以下のとおりである。

①口が達者であること
②自分の価値について、誇大的な価値を持っていること
③倦怠感に関して刺激を求めること
④病的な嘘をつくこと
⑤人を操作すること
⑥思いやりや罪悪感が欠如していること
⑦感情が淡白、つまり浅いということ
⑧共感性が欠如していて思いやりがないこと
⑨寄生虫のような生活スタイルをしていること
⑩行動のコントロールが稚拙であること
⑪手当たりしだいに性的な行動を起こすこと
⑫子供の頃から行動の問題がいろいろあること

⑬現実的で長い期間がかかる目標を持っていないということ
⑭衝動的であるということ
⑮責任性がないこと
⑯自分の行動のために責任を受け入れることに失敗してしまうこと
⑰結婚期間が短い、つまりすぐに離婚すること
⑱少年非行があったということ
⑲条件付の自由を破るということ
⑳犯罪面ではきわめて多彩であること

この二〇項目をヘアーたちが取り上げ、これを得点化している。

この中で、口達者であること、自分の価値が肥大していること、操作的なこと、感情が浅いこと、共感性が低いことを取り上げているが、このようなことは今の日本の政治家に多いと言わざるを得ないのではないであろうか。また政治家ならずとも、人間の上に立つ権力者の特徴ということはないであろうか。

このような、日本の権力者や政治家の特徴は、犯罪的な性格と幾分ダブってい

ることにわれわれは驚かされるものである。確かに政治家も犯罪者も、顕示欲が強い。そして犯罪者といえども、権力欲が強い、また嘘をつくのがうまい。これは政治家にも言えることである。あるいはまた、他の権力者にも言えることである。

このように考えると、権力欲というものの問題性が浮き彫りになるであろう。つまり政治家やその他の権力者と犯罪者が、類似した側面を持っているということである。

権力を持つこと、それは人を支配しようという欲望であり、人にサービスをするという本来の健全な権力者の思考にはなっていない。特に日本ではそうである。人にサーブする、あるいは尽くす、奉仕するということが政治家の役割であり、また権力者もそのようにするのが妥当な生き方なのである。しかし日本では、封建体制が今もってわれわれを包んでおり、われわれは本当の民主主義の世界に脱皮することがなかなかできないのである。

したがってわれわれは自己愛性人格障害の研究を通じて、このような社会学的な分析に至るのである。自己愛性人格障害や自己愛性人格をどのようにして健全なものにすることができるのか、どのように治療することができるのかは、不十分ながら、私は本書に述べてきたことであるが、このような観点をもっと前面に出して、日本の社会をより民主的でよりヒューマンな世界にし、ヒューマンな会社、ヒューマンな学校、ヒューマンな政治を期待したいものである。

第五章

自己愛性人格障害と犯罪

第一節　自己愛性人格障害と犯罪

既に述べたように、カーンバーグらが特に強調していたことであるが、自己愛性人格障害と犯罪系の人たち、つまり反社会性人格障害とのつながりは、かなり見られるものと思われる。既に述べたように、自己顕示欲が強い、共感能力が不足している、人を操縦しようとする、自分の能力・力というものに過大な自信を持っている、というようなことからも、自己愛性人格障害と反社会性人格障害の共通点は、かなり見られるものである。

実際に日本でも、平成一六年にある少女が足立区綾瀬駅近くの弁当店に逃げてきたという事件が起こった。ぼろぼろのシャツ、汚いスカート、しかも首に犬の首輪をつけた少女が飛び込んできて、その店の店員たちは驚きタクシーを呼んであげたのである。

少女は兵庫県赤穂市の無職Eさん（一九歳）であった。これにより平成一七年五月一一日に監禁容疑で警視庁捜査一課に逮捕された札幌市中央区の無職、小林泰剛容疑者（二四歳）が当時近くに借りていたマンションから飛び出して、助けを求めてきたのであった。

その後Eさんは木更津市の教会に入り助けを求め、福祉施設に一時預けられたという。この少女は木更津市の教会に入るなり、ミサが終わると信者の女性に、

「助けてください、彼が怖い、たたかれる」

とおびえていた。首輪の跡がついていたという。結局その晩はその女性信者の家で過ごし、市内の福祉施設に保護された。

少女はその年の七月、警視庁綾瀬署に小林容疑者を刑事告訴し、それにより平成一七年五月一一日に、監禁の疑いで逮捕されることになった。その少女は衰弱も激しく、話す内容もしどろもどろで泣き出したりして、なかなか事情を聞くことができなかったという。

二人が知り合ったのはインターネットのチャットで、小林容疑者は自分のことを「華澄」などと名乗り、女性を装っていたという。親しくなった一六年二月上旬、彼女にバレンタインのチョコレートを贈らせてそこで豹変した。

「やくざを送り込みお前の家を潰してやる。家を出ろ。東京に来い」

と脅かして、上京のための資金として三万円を少女の口座に振り込んだという。三月上旬、少女は小林容疑者を恐れて、求めに応じて東京に出てきたのである。

小林容疑者はその少女と東京で会うと、その場で顔などを殴りつけた。複数のホテルで監禁を続けた後、綾瀬の自宅に連れ込んだ。少女の首に中型犬用の首輪を付けて鎖で室内につないだり、体を殴ったり縛ったりして脱出不能の状態にした。自分のことを「ご主人様」と呼ばせた。家族に電話をさせて安心させ、扶養家族から少女を外させ、住民票も監禁場所のマンションに移させていたという。

小林容疑者は平成一四年にも同じように四人の女性たちを監禁、暴行する事件を引き起こし、保護観察つきの執行猶予の身であった。

小林容疑者は、青森県五所川原市で税理士事務所、保育園などを経営する裕福な家庭で育ち、父方の祖父は何でもカネで解決していた。父親も金さえもうけていればいいという感じで、それが子供にも影響していたのではないかと、近所の人は言っている。彼は小中学校時代はベンツで送り迎えを受け、自らを「王子様」と呼ばせ、友人さえも金で自由に操っていたという。

一浪して入った高校を中退し、一九九九年十二月に母親が不詳の死を遂げたことが、彼の人生の大きな転機となった。死因は不詳である。

小林容疑者は最初の女性Aさんに、「自分は医者で声優で金持ち」と偽り、札幌市内のマンションで同棲を始めた。そしてAさんに暴力を振るい始める。首を絞めて失神させるなど、次第にエスカレートしていった。愛撫して肉欲の虜にし、五月中旬頃には性的奴隷同然に陥れていた、という。小林容疑者はAさんと婚姻届を提出していた。

そしてこのAさんに、「ハーレムを作るから、もう一人女を呼んで来い」と命令し、Aさんはアルバイト先の同僚だったBさんを「精神科の医者を紹介する」などと誘い込んだ。彼は、

「自分は精神科医をしながら声優もしている。北大の研究室で研究もしている。君はダイヤモンドの原石だ。ダイヤモンドの原石は磨けば光るけれども、磨かなかったらそのままだ。もっと磨けば光るから、俺のところに来ないか。人間としての中身ををもっと変えないといけない」

と言い、嘘を言い尽くしてBさんを誘い込んだ。こうして、AさんとBさん、そして彼との三人の共同生活が始まった。

Bさんは小林容疑者の暴力で両目のあたりが腫れ上がり、九月二三日に小林容疑者から出て行くように言われたという。一方Aさんは八月に、いきなり包丁を振り下ろされ左大腿部を切られた。Aさんがこの小林の家を出たのは、二〇〇一年の十二月のことだった。

ところで小林容疑者は同じ年に、今度はチャットを通じてCさんと知り合った。「一緒に暮らそう。飼ってあげる。今とは全然違う世界を見せてあげる」というような甘い言葉でCさんは翌年家を出て、小林容疑者宅で一緒に暮らすようになる。やはり殴る蹴るの暴行を受けた。

Cさんはネットで知り合ったDさんを誘い込み、三月から三人で共同生活をスタートさせた。ところがDさんの母親から捜索願が出た後、容疑者はDさんと結婚した。このDさんには、

「お前は母親の戸籍から抜かれている。戸籍がないということは、存在自体がないのと一緒だ。俺と結婚して、俺の戸籍に入れ」と言っていた。かくてまた三人の生活が始まったのである。

Aさんが被害事実を警察に通報し、結局四人の女性に対する暴行、傷害罪など

で起訴された。

公判で弁護人は、女性側にもお仕置き願望があったとして、「ご主人様」と「奴隷」という関係にまで発展していったなどと弁論。また「被告人は五所川原市に戻り、実父の指導、監督の下に、受験勉強にまい進し、医学部を目指して一心に努力することを誓っている」「将来は社会福祉法人の理事長職にまで就かせる」「祖父の青森県三沢市の元警察署長とともに指導、監督するから、更正の可能性はきわめて高い」と訴え、結局一二〇〇万円余りで示談が成立した。

二〇〇三年八月の判決では「常習性が感じられる」と認定されながらも、懲役四年、保護観察付き執行猶予五年となったのである。もともと性的な犯罪は、何度も繰り返される可能性があるとともに、この裁判官も「常習性が感じられる」と言いながら、それが保護観察付き執行猶予となるところに、奇妙な判決の成り行きがみられる。

平成一六年に予備校に通うということで上京、父親を保証人にマンションの賃貸契約をし、やがて世田谷区のマンションに転居、またもや九月に別の女性と婚姻届を出していた。その間小林容疑者は、親から月額四〇万円の仕送りを受けていたとされる。

容疑者は平成一七年四月、札幌市内のマンションに転居しているが、調べでは事件の発覚を恐れ転居を重ねていたと見て、余罪を追及しているという。

ところでこの彼のお母さんは、不慮の死を遂げているが、大変な教育ママで、ちょっと彼の点数が悪いとお母さんが学校に行って担任の先生に「教え方が悪い」と抗議をしに行くほどであったという。

小林容疑者は小学校高学年の頃から精神科に通っていたが、その診断は不明である。小さいときから極端に甘やかされて人間関係が作れなかったことが精神科に行った理由の一つではないか、といわれている。（『週刊朝日五月二七日号』および『サンデー毎日五月二九日号』より）

このような小林容疑者の犯罪歴や養育歴を見ていると、過保護であり、しかも人の気持ちを理解する共感性に乏しく、さらに残酷であり、また犯罪を犯して逮捕されながらもまた繰り返すという、失敗から学ぶこともない。そして一見美形の顔をしており、このようなことから考えても、反社会性人格障害、あるいは精神病質人格（サイコパス）といってもよい人格である。そのことは自己愛性人格障害者の、人を自由に操作し、自分が所有者であるかのように傲慢に振舞い、そして共感性がない、といったこととときわめて類似しており、反社会性人格障害と自己愛性人格障害の類似性が指摘されるものである。

しかも日本の自己愛性人格障害は、大体過保護で育っていることが多いが、まさにこの小林容疑者も超過保護で育ったものである。

このような成り行きの中で、社会で生きる自立の力や計画性の欠如、衝動性といったものから、このような犯罪の道に流れていったものと思われる。

このように小林容疑者は、多くの少女を自分の部屋に連れ込んでハーレム化し、それと同時に彼女たちに自分を「王子様」あるいは「ご主人様」と呼ばせていたという、典型的な自己愛的な行動がみられるものであり、間違いなく自己愛性人格障害といってもよいものである。

またこの事件の後で、奈良の方で二九歳の男が二〇歳以下の少女を監禁し、手錠でいつも自分から離れないようにしていた、という事件があった。まったく似た事件であり、偶然とはいえやはりこのような事件の背景にはある種の類似の問題点があるように思われる。

つまり男性が対等の女性をおびえる、男性の力が弱くなっているということで、対等よりもむしろ年下の女性に男性が興味を示す、ひどい場合には「ロリコン」と呼ばれる小児愛に向かっていくことが多いように思われる。実際、小児愛の事件が多発していたのも、この年であった。

やはりこれも根本的には、自分の思うように支配したい、ペットのように自由にさせたい、おもちゃのように、またゲームのように操縦したいという自己万能感というものに取り付かれている人たちの犯罪行動だと思われる。これもまた当然、自己愛性人格障害の典型的なものであり、自己愛というものと犯罪というものの強い結びつきがここでもわかるものである。

思えば宮崎勤の事件も、彼は殺してはいるが、殺さないでいれば、大きな声を出す、暴れるということで自分の下に置いておけないということで、むしろ殺した方が自分の下に置けるということであり、自己所有感、自分の所有欲で起こった事件であり、これもまた奥には自己万能感が潜んでいると思われる。

新潟柏崎の佐藤被告の、小学生の少女を九年間拉致監禁した事件というのも、これもまったく同じことであり、自分のものにする、自分だけのものにするという所有欲、万能感というものが大きな犯罪動機であり、また同じ年の女性をおびえるという、男性の力の低下、成熟の低下というものが大きな原因であったと思われる。

このようにわれわれの時代というものは、犯罪に見られるように、非常に自己愛の強い時代に向かっている。それと共に、男性の成熟が遅れていると言えよう。日本の場合には、過保護、少子化、さらに消費社会という、なんでも手に入るということ、ゲーム感覚、インターネットによる自分の世界だけで顔も知られず人と接することができるということも、自己万能感を抑制するということができず、むしろ肥大化して、空想、権力欲、万能感が肥大していって起こってしまう事件がきわめて多くなっているものであり、それは一般の青少年にも言えることであり、自己愛性人格の人が多くなっていることは充分予想できることである。

第二節　現代と自己愛性人格および自己愛性人格障害

このようにみてくると、自己愛性人格障害が現代において多くなっているということがかなり分かってくると思われる。つまり少子化というものは、当然それは親の過保護を呼ぶものであり、そしてまた物の豊かさは、欲望を思うように満足させる状況であり、それは欲望の肥大を招くものである。

さらにまたインターネットなどは、会わなくても人との交流ができるという意味で、対人関係の能力が低下するものである。このことは自分の思うような想像や空想のみをかかえて人と交わる、ということになる。

このように少子化、消費社会、情報社会のインターネットといったようなこと、それからまたゲームが盛んであるということ、そのゲームは大体人を殺害したり捕らえたりするという内容のものであり、いわば犯罪のシュミレーションをしているようなものである。かくて現代は人と人の自尊心をめぐる競争がますます多くなっている。

そういう意味で現代は、自己愛性人格障害を作り出す大きな基盤をわれわれは持っているものと思われる。

このような状況を防ぐには、やはりこの現実をまっすぐに見つめ、親のしつけが前の時代よりも一層明確なポリシーをもって注意深くなされねばならないものと思われる。遊びの重視、つまり対人関係能力をつけること、小学校三年位までに基本的なしつけができていること、父親もしつけに参加しその存在感を示すこと、母親の過保護を是正すること、ゲームにのめりこむことを制限すること、インターネット中毒を是正することが重要であることは、これまで述べたことから分かるであろう。

第六章

自己愛性人格障害と創造性及び病理

自己愛性人格はコフートによればきわめて創造的仕事をなすという。分裂気質圏の天才は孤高の創造を目指すが、自己愛性人格者は自己愛と対象愛（他人への愛情）を融合し、分裂気質圏の天才よりも最終的に豊かさとバランスをもつものと考えられる。

第一節　サルトルの自己愛と創造性

生育歴を追う意味

サルトルが二〇世紀最大の思想家および作家の一人ということに異論を唱える人はいないだろう。さらにまた彼はアンガージュマン（社会参加）の作家として社会的影響力をもっていた。

このようなサルトルの多様性は、いかに彼が全体性を意識して実践しているかのあらわれであり、かつまた彼の天才的資質の表れでもある。

彼の標榜する実存哲学とは、自分自身の自由な可能性を信じ、それを社会に投げかけ、苦闘しながら実現しようとする人間回復（主体性回復）の試みであった。

人間は自ら自分を創りつつあるものであり、あらかじめ規定されることは不可能と考えていた。この点にこそ人間の尊厳があるとしたのである。この点がもっとも現代的な哲学といわれる理由の一つであろう。

ともあれ一人の作家ないし思想家が生まれるには、その個人的欲求とその時代的欲求とが合致し、さらにその個人の創造的能力がその要求に答え、それを発展させていかねばならないだろう。

サルトルにおける個人的欲求とは何であったのか。サルトルは「私は私の全体を救うために、作品を以ってぶつかって行った」と述べ、さらに「芸術創造の主な動機の一つは、確かに世界にとってわれわれ自身が欠くことのできないものだと感じたいという欲望である」と述べている。

サルトルにとって作品を書くのは、自己の存在価値を確信せんがための宗教的救済の感が強い。私はこの一見一般的装いの裏に、いかに切実な個人的欲求が潜んでいるかを感じる。

自己の存在価値の確信と是認、および自由の確保の欲求は、サルトルにとって始終緊張をはらんだ切実な欲求であったと思われる。

ここでは、この個人的欲求の生まれてくる契機を幼児期から中年期までの人生を追ってみることで理解したい。またこの欲求自体、疎外回復を使命とする現代にあって、きわめて切実な時代的欲求でもあるはずである。

サルトルの創造活動の源を生育歴的に追ってみたとしても、必ずしも生育歴がすべてを明らかにすることはできないことは当然である。現在を過去からすべて導き出すことは不可能であろうし、さらに生育歴はその人をかこむ歴史や状況のごく一部にすぎないからである。

サルトルの言うように一人の人間の生きた体験を追うことは科学的に充分認識可能なことではない。つまり因果追求では不十分である。ただ我々は自分の生き方に照らしながらできるだけ広い理解を目指すのみと思われる。

自己愛性人格障害からの出発

サルトルは父を二歳で失い、母と二人で母方の実家に身を寄せた。だが母自身頼りなく、サルトル少年はいつも生きていく不安を持っていた。二歳まで里子に出され、しかもほとんど病床にいたという生育環境もこの根源的不安におおいに関係しているようだ。

このためサルトルにとっては、母の実家の祖父母に可愛がられることこそ存在の安定を得る道であり、人に取り入るための「家庭劇」と称する演技を始めるのである。

サルトルの言葉で言うならば「マゾヒズムに捧げられた純粋の客体」であった。つまり自己演技により自分を笑いものにし、安心感と愛情を得るために自尊心を捨てたのである。また「信仰を持たず、掟もなく、存在理由もなく、目的もない茫然自失した害虫である私は、家庭劇の中に逃避して、そのなかでぐるぐる走り回り、詐欺を重ねて飛んでいた」のである。

すでにサルトルが七歳になり、女の子のような長い髪をしているのを祖父はがまんできなくなり、それを切ることになった。このためサルトルの右目の斜視は隠しようがなく露呈したのである。このとき以来、サルトルのみならず母・祖父も取り返しのつかないショックを受けた。

やがて、美しい女の子のような神童というサルトル少年の神話がくずれた。彼はこの家庭劇から身を引き、想像世界に引きこもるようになった。「英雄物語」

を書いたり、英雄の闘いのドラマをパントマイムとして自室で一人演じるということで、空想世界を現実とすりかえたのである。

このようなサルトルの生き方は自己愛人格（ナルシスシスティックな人格）そのものであろう。しかしこのままではいずれ病的となる可能性がある。いわば誰も彼に真の存在根拠を与えなかったので、自ら想像力を自己の存在根拠にしたと考えられるかもしれない。従って自己愛性人格障害である。

このような傾向が青年サルトルの人格の背景に脈々と流れていたのである。したがって想像力を否定する目の前の存在そのものである「物」に嘔吐感が生じても不思議はないようである。『嘔吐』は想像力を背景とした芸術に人間の救いを託すことで終わっている。

ザリガニの幻覚におびえる

サルトルの人生を追っていると、『想像力』『嘔吐』などを書いた頃と、『蝿』『存在と無』を書いた頃とでは画然と異なる点があるようである。しかもこの間に生じた体験はきわめて大きな意味を持っている。

その一つは、ＬＳＤ類似の幻覚剤であるメスカリンを体験した後で幻覚妄想状態になったことであった。サルトルは自らの希望で精神科医のラガシュに頼んで知覚実験としてのメスカリンの注射を受けた。これは彼自身、想像力を知るための実験と考えていた。

だが、この実験でサルトルは瞬く間に幻覚を引き起こし、恐怖のどん底に落とされた。一年半近くも悩まされ、茫然とした日々が続き、ザリガニなどの甲殻類の幻覚におびえるばかりであった。

この状態をメスカリンによるものだと考えることも可能かもしれないが、ボーボワールやサルトル自身が言うように、「大人の仕事への移行から来た自己同一性の危機」とみなすことも充分可能であろう。具体的には『想像力』はあまり評価されずに出版を拒否され、いやおうなく教師として社会の中に組み入れられていく不安、若さを失う不安が強く、いわば現実の社会に対する嘔吐感で身につまされていたと考えられよう。

この後サルトルは、除々に現実を引き受ける責任ということを自覚するようになったようである。そこにはスペイン解放戦争・第一次世界大戦・第二次大戦の社会情勢も大きく影響を及ぼしている。サルトルが砲兵隊に招集されて間もなく、ボーボワールは自分の本のなかでサルトルについて次のように語っている。

「彼は、今後は政治の動向から遠ざかっているようなことはすまいと、固く決心していた。彼が真性の概念にもとずいて築き上げ、実践に移そうと努力している新しいモラルは、人間が自己の『状況』を『引き受ける』ことを要求していた。そのための唯一の手段は、一つの行動に参加することによってこれを超越することにあった。それ以外の態度は、すべて自己欺瞞にもとづく逃避であり、空疎な主張であり、虚偽なのだ。こうして、一つの重大な変化が彼の内に、また、彼の見解に即座に共鳴した私の内に、生じたのである。なぜならば、かつての私たちが何よりもまず心がけていたことは、からくり、おとり、嘘などを用いて、自分たちの状況を遠ざけておくことだったからである。…彼のアンガージュマンが正確に何から成り立つものかということは、まだ誰も知らなかった。…しかし彼の確信していたことは、自分の後輩に対して義務があるということだった」

サルトルはこのように転機をむかえるのであった。

ドイツ軍の捕虜となった意義

メスカリン体験とともにサルトルにとってきわめて大きな意味を持つものは、捕虜体験である。

一九三九年九月、サルトルは兵役につくように命じられたが、翌年ロレーヌ州でドイツ軍の捕虜となってしまった。しかし三ヵ月後には自分は民間人だと偽って釈放された。

ここで得た重要な体験は他者との近接と温かみの体験であり、さらにキリスト降誕の「神秘劇」の成功の体験であった。

サルトルはこの捕虜体験について、次のように述べている。

「私は鰯の缶詰のようにすしづめの捕虜収容所で二ヶ月過ごし、そこで絶対的な近接というものを経験した。私の生活空間の境界は私の捕虜にほかならなかった。昼も夜も私にくっついている肩か腹の温かみを私は感じていた」

ここでサルトルは「永久に乳離れしたばかりの一心一体の生活に対して心残りを持っていることを暴露した」と考えている。サルトルにとってそれまで他者とは恐怖の対象であり地獄であった。しかしここで、いうなれば他者との交わりによる安心感と温かみを幼児期以来再体験したのである。ここで初めて、自己愛と対象愛が手を結んだのである。

さらにまたこの収容所内での「神秘劇」の成功は、いかに捕虜とはいえ連帯と自由を体験したようである。これはキリスト降誕劇をナチス批判としてサルトルが脚本を書き、演出したものである。サルトルは次のように述べている。

「フットライトごしに仲間たちに呼びかけ、捕虜としての彼らの状態について語りかけながら、実際彼らがしんと静まり返って注意を集中しているのに気づき、私は演劇のあるべき姿――偉大な集合的かつ宗教的現象――を悟ったのである」

いわばサルトルは神秘的共感体験を他の同士たちと共有したのである。他者と共感できるという体験は、サルトルにとってきわめて貴重なものであった。それまでサルトルにとって他者とは敵でしかなかったからである。ここで正常な自己愛に向かったのである。

実際体験がサルトルをかえた

これらの体験前のサルトルは、執拗に想像力を自由と人間の実在の根拠としてた。なぜなら想像力こそ「物」の存在のもつ偶然性を乗り越えていくものであり、「物」の単なる事実的世界を否定する作用を持っていると考えていたからである。サルトルにとって想像力こそ人間固有の精神活動であり、「物」の世界を超えてゆく上位の働きなのである。このことは『嘔吐』にもそのまま表現されていよう。

しかしこのように現実を否定する作用としての想像力に自己の存在の根拠をおいていたことは、いわば現実性を軽視するものであり、仮の安定でしかないだろう。

さらにまた想像力の重視は自己の存在を高めるものの、他者の存在は「物」に類似して、想像力を阻止することが多く、他者のまなざしは主観的自己を脅かし、自己中心的世界を崩す。

しかしこれを乗り越えることは、それまでのサルトルの人生をかなり否定することになるのではないだろうか。このことは教師として社会に乗り出す点で、メスカリン体験後の一過性の精神病状態という形で自己同一性の危機を経る背景因となったようである。

このような体験を背景として、他者・状況・責任・自由などの概念がアンガージュマン（社会参加）としてとらえられながら、『存在と無』（特に後半）のなかで分析され主張されていったものと考えられる。

実践的にも捕虜から解放されてから幾多の困難に出会いながらレジスタンス運動に入っていく。文学的にも『蝿』としてアンガージュマンの文学が産声をあげることになる。彼は他人を無視してはもはや自己救済ができぬことを身をもって知ったのである。

以上のようにみてくると、サルトルの転機はずしりと重い実際的体験に基づくと考えられよう。本と想像の中で育っていたサルトル、論理的で強靭な思考力をもつ教養豊かなサルトルが、本や思考や知識によってではなく、メスカリンによる精神病体験や捕虜になるといった現実体験などによって大きく人格変化と自己実現にむかったことは、逆説的であると同時にまた意味深いことであろう。

第二節 心理学的にみたサルトルの問題

幼児期の外傷体験

心理学的にまとめてみると、サルトルに流れている問題は二つに分けられるようである。

一つはエリクソン（フロイトの娘で精神分析家のアンナ・フロイトに師事した精神分析家）の言う「基本的信頼」がサルトルの幼児期に欠如していたと思われることである。

これは人生初期の基本的対人関係を成立させる根本的な信頼感のことであり、ここでの障害は分裂病体験に比すべき深刻さを示すものと考えられる。

精神科医のバーバラ・ロイナーによると、基本的信頼の障害を持つ人にとってこの世界は、無機物の世界、石化した世界（温かみと感情のない冷たい世界）、無の色彩の強い世界として、その人の想像世界にあらわれるという。

サルトル自身、「物」（＝即自存在）に対する不安、他者への不安、死の世界への関心と虚無感、意識の無化作用、石化作用といった無機質的ニュアンスの強い想像世界が濃厚である。

これはおそらく二歳まで腸炎で瀕死の状態で里子に出されていたことと関係があるのではないかと思われる。

世界に対するサルトルの基本的不安はこのような幼児期の外傷体験から生じていると思われる。『エロストラート』『部屋』『嘔吐』と『存在と無』（特に前半）にこの雰囲気がみられるようである。

サルトルはこの世界に対して正面から対決を試み、文学として、哲学としてとらえ、統合しようとしている。特に『嘔吐』は物の日常性をはがされた露骨な即自存在の世界に対するおびえないし嘔吐をショッキングに記したものである。

これは公園のマロニエの木という「物」の存在が偶然であること、つまりは必然的存在理由や根拠がないことを恐怖しており、存在に対する信頼が不安定であることを示している。これは哲学的な形をとっているが、サルトル自身の個人的不安であることは明らかである。

二〇世紀芸術の最大の発見の一つは、オブジェの概念の発見だと思われる。あまりに人間の日常的情緒で泥まみれになった「物」を、自由に再発見しようとするものであろう。

これは二〇世紀の哲学の根本テーマとなっている疎外が「物」によって生じていることを克服しようとする試みであろう。現代芸術の役目はこのおびやかす「物」を改めてとらえなおし、それが元来そうであったように親和的にすることのように思われる。

我々はますます素朴で子供のような原初的感性に基づいて「物」ないし自然との接触と和解を要求されているようである。

芸術家は創造的に退行する。そして無機的世界に生を吹きかけ、親和的なものに再構成し、人間の原初的体験を取り戻そうとするのではないだろうか。

しかしサルトルは、そこではあくまで「物」それ自体、つまりは即自は嘔吐として体験し、圧力とおびえが圧倒的で、それを親和的な形で再体験するには及ばなかったようである。

とはいえ『存在と無』では即自存在も一つの「状況」として、また自由の基本構造として取り込まれており、必ずしも否定的にはとらえられていない。むしろ即自存在を不可能なあこがれとして、つまり「神であろうと企てる」としている。このことは即自存在を、それ独自で他に依存せず存在できるという意味で肯定的にとらえているようだ。この意味でサルトルにとってバーバラ・ロイナーのいう第一次フラストレーション（自分の存在に対する不安）もかなり緩和させることに成功しているように思われる。

サルトルのエディプス葛藤

二番目の問題は、エディプス葛藤にかかわるものと思われる。

サルトルは父親不在で育ち、その役割を祖父が負ったわけであるが、祖父の家に間借りをしているという負い目のため、祖父に気に入られることこそ存在的安定の鍵であり、このためまったく反抗はできなかったようである。むしろ逆に溺愛されるための演技（前述した「家庭劇」）に夢中になる羽目になったのである。

しかし文学を至上とした初期のサルトルにはこの祖父の影響が意外に強い。祖父は古典文学を至上のものとしていた。

この祖父に幼いサルトルはまったく反抗しなかったが、内的にはかなりやりきれないものを感じていた。「自己欺瞞」なる概念に対するある執拗な論述には、自己の「家庭劇」に対する批判が原点にあったように思われる。

またブルジョア批判の中にもいく分この不幸な体験を根に持っているように思われる。ともあれ祖父には当時反抗もできず、真の自由な自己を発揮しがたかったことは確かである。

さらに十二歳の時母は再婚するのであるが、これはサルトルにとってたいへんショックだったようである。彼は「私の生涯で最悪の三～四年」といっている。しかも義父には理解されず、また義父であるがゆえに反抗もできず、静かに両親から離れていく。そして義父には反抗できなかったが、かなり荒れたことは確かなようだ。

このようなことは、彼のマゾヒスティックな孤独感を強めたようである。そしてまた、彼の自己愛を大きく傷つけた。

後年アナーキーな放浪詩人であったボードレールや、犯罪者でありながらも文学者であったジュネに関心をもったのは、運命的および心理的類似性を彼らからある程度感じ取ったからであろう。

その一方でボードレールに対する強い批判が見られるが、それは自己批判的なニュアンスがかなり感じられる。ボードレールもまた母の再婚によって大きな心の痛手を受けたのである。

ともあれ多くの青年は、反抗することを通じて孤立と自由を獲得するだろう。波立たずに独立が得られるのは、幸運なことであろう。

サルトルの思想には、ブルジョアへの不信やその社会制度への不信が強い。そこには疎外された労働者——世に正当な立場が認知されていないとして——に対する共感がある。

サルトルは絶えず、この世に切符をもたない乗客のような不安をもっていた。それは祖父の家で育てられ、しかもよき対象関係の希薄な彼は世に正当な立場を持っていないという不安であろう。

だからこそ他者や社会に対して自閉的防衛をし、また取り込まれまいとし、いっそう自由を叫ぶ力が強くなったように思われる。いわば反抗的ニュアンスを含んだ形で抗議することで、自己の自由と独立を守ろうとしたのだ。

このような傾向の背景には真の父親とぶつかれなかったこと、つまりエディプス葛藤の不全状態があるように思われる。しかし、この葛藤はむしろサルトルには積極的エネルギー源として働いているとさえ言えるようでもある。それゆえに初期のサルトルは既成社会に抵抗するという形で、自己同一性をみつけている。

しかし彼は、充分には肯定的自己に達していないようだ。『蝿』での主人公であるオレストは、自己欺瞞的圧制者を殺害し自己変革を遂げながらその社会を去り、故郷なき私生児として旅に出るという、いわば正等な社会の継承者たることを良しとしていないが、サルトルもまた良しとしていなかったようである。このように否定的自己から真の肯定的自己への真摯な試みをテーマにしている戯曲（たとえば『蝿』『悪魔と神』など）が多いのもうなずける。

第三節　サルトルの創造性の秘密

二つの体験と二つのコンプレックス

若きサルトルの一応の人格完成を『存在と無』が発刊された頃と考え、その前後の大きな違いを指摘した。

この人格変化が生じる契機として、二つの重要な体験が指摘されるだろう。想像を自己の根拠とした時代から、状況と責任、対他存在をふまえた時代への変化においての、メスカリンによる幻覚妄想体験と捕虜体験である。

さらにサルトルの人格を貫く、克服せんとする二つの大きなコンプレックス（葛藤）を指摘した。二歳までの不幸な体験からくると思われる原初的対象関係の不安定さである。言い換えれば基本的信頼の弱さである。

もう一つは、真に父なるものとの葛藤を経ることができず、強迫的なまでに一般化したエディプス葛藤の残存である。

この二つのコンプレックスは相互に有機的連関をもっており、分離されるものではない。原初的対象関係が弱いがゆえにいっそう自己を守る防衛に心がけるわけだが、この防衛は主に他者依存に呑みこまれる不安（他者から圧倒される恐怖）に対するものと考えられる。つまり自己の存在感に自信と確信がもてないために、逆に他者の存在が恐怖となるのである。

またこのような性格の人は自閉と退行に向かいやすい。自己の存在感の弱さを他者に依存することで埋め合わせることが多いものだが、サルトルは自己愛的病理世界、つまり空想世界に退却した。自己愛が不足しているための不安である。

このためサルトルは、エディプス的独立欲求と自由に対するあくなき主張の範囲がきわめて広がり、自己愛的誇大性がみられるようになった。サルトルの姿勢の中に他者と対立する形で、あえて自己の自立性と自由、そして同一性を得ているという、いわば対抗同一性をみることも可能である。

またサルトルの人格の歩みにおいて、自己愛性格者に特有の硬直しがちな思考や行動、および時に示すパラノイック（妄想的）な傾向、非現実的抽象思考への片寄りに対しては、ボーボワールのもっている自然で滑らかで、しかも直截な知性、現実性豊かな感性などが大きく補完的役割を果したであろうことは想像に難くない。

資質の高さが問題を普遍化する

サルトルの創造性は先に記したフラストレーションにかなり関係しており、その克服を目指していたことは明らかであろう。この課題を解決することを通じて、時代と状況に投げ込まれ、それを普遍的課題にまで高めることに成功していよう。

それは高い天才的能力の資質と粘り強い自我の力があったからであり、自己愛がややあやういながら正しい方向に向かったからである。さらにまたその課題が、時代の要求に合致していたということもあろう。

サルトルにおける原初的対象関係の脆弱さは、かなり深刻であったと思われる。そしてその克服には主に根源的・哲学的反省に向かったと思われるが、そこでは既述した二つの生々しい体験（メスカリンによる幻覚妄想体験と捕虜体験）が大きな転回を与えたようである。病的自己愛から妥当な自己愛に達したのである。

また一方でエディプス葛藤の不全状態は、強迫的なまでの自由と主体性を追及する原動力になっていたように思われ、それを現代人の主体性の回復まで問題を高め、疎外問題に重要な思索と行動を投げかけたのである。

「我々が我々を発見することになるのは、なんだか知らない隠れ場所の中などではない。諸物のあいだの物として、人間たちの間の人間として、路の上で、街の中で、群集のさなかで、なのだ」

という立場は、幼児期のサルトルをまったく逆転させたものであり、自己受容なしには達することはなかったであろう。

人間の人格変化はその個人特有のコンプレックスと対決することで現実的解決に向かう。そして資質の高い人間はさらにそれを普遍化する力をもっているのであろう。これが創造性の通常のあり方だと考えられる。

第四節　ニーチェと自己愛的性格

三八歳のニーチェは偏頭痛の発作で苦しみ、バーゼル大学の教授を辞めてイタリアを中心に転々と療養生活を送っていた。当時ヨーロッパの文化人のサロンの中心人物であったマルヴィータは、ニーチェを招いた。マルヴィータはニーチェに、学者というよりも芸術的天分をみていた。と同時に、ニーチェがしだいに狂気じみてきていることを、早くから察知していた。

このマルヴィータのいるローマで、ザロメとニーチェは知り合うことになる。ここにはニーチェの友人パウル・レーが既に滞在しており、瞬く間にレーはザロメの魅力の虜になっていく。しかしザロメはレーの求婚を退けるとともに、驚くべき提案をしたのである。それは男性二人とザロメの三人で共同生活をしながら学問研究をしようというものである。レーはそのあまりに現実離れした提案にはじめは驚くのだが、やがて同意し、もう一人の男性にニーチェを考え、このローマに呼ぶのである。

ニーチェはザロメに会うなり、「どのような星のめぐりあわせで、僕たちはここに出会うことができたのでしょう?」と述べたという。このように、「理想の愛の空想」（自己愛性人格障害の診断基準のひとつ）がみられる。

一方ザロメは、ニーチェに会った時すぐに彼の性格を的確に把握している。孤独で神秘的で、心の内面しかみていない人とみた。

さらにニーチェの女性的柔和さと丁重さのなかに、彼の仮面をみていた。けっして己の内面を見せまいとするその仮面は、実に不器用にしか身についていないこともザロメは見抜いた。

ザロメはニーチェに魅力を感じながらも、彼のわざとらしい特権的態度に嫌悪感をおぼえ、ニーチェに対して距離をおいてみていた。

ザロメにムチをもたせたニーチェ

当時三八歳でほとんど結婚をあきらめていたニーチェは、この二一歳のロシア娘に知性と女性的魅力の最高形態をみ、すぐにレーを通じて結婚を申し込む。しかし自由精神を旗印にしているニーチェがこのような間接的求婚をすることに、ザロメの自由精神は納得できなかった。ニーチェは婉曲に断られながらも、恋の情熱は鎮まらなかった。そして二人だけの接触をしきりに求めた。

ニーチェとザロメの二人だけの逢瀬は、イタリアのモンテ・サクロ（愛に関係する聖山）でかなえられた。ニーチェがうまくこの逢瀬をつくったのである。

このような宗教的雰囲気の地は、二人の出会いを神秘的情熱に掻きたてたようである。ザロメはこのとき、かりそめの愛をニーチェに感じたらしい。二人は共に神を失いつつ、新しい神を求めていたという意味でまったく精神の双生児であった。ニーチェは「生涯でもっとも美しい夢」をみたと告白している。ニーチェはザロメにあたかも宗教告白をするかのように心情を吐露し、かつ深い共感を得られたことで涙を浮かべたのである。

ルチェンでニーチェはザロメに、今度は自ら求婚する。しかしザロメは、自由でいたいし友人でいたいと正式に断った。しかしこのとき、ニーチェの提案でザロメ・ニーチェ・レーの三位一体を記念して奇妙な写真を撮ることになった。このときのポーズはニーチェが考えたもので、ザロメを荷車にヒザをつかせて、ムチをもたせ、レーとニーチェはその荷車を引き、かつ三人はヒモを持ち、三位一体を象徴したものだという。

この姿はあたかもザロメが二人の男性を馬に仕立てて御しているかのようである。ニーチェの奇異さがよくでている。自分たちは特別であるという自己愛的特権意識が、この奇妙な写真を作り上げた。

女神のごとき予言者

ニーチェはなおザロメをあきらめなかった。愛を取り持つというモンテ・サクロの奇跡を信じているかのようであった。

ニーチェはザロメに次のような手紙をあてている。

親愛なる友

空がパッと明るくなったような気持ちです。昨日の昼はまるで誕生日がやってきたようでした。こちらへ来てくださる由、僕にとっては何よりも美しい贈り物です——妹からはさくらんぼを送ってくるし、タウプナーからは「悦ばしき知恵」三巻までの校正刷りが届きました。そしてそれらすべての有終の美をなすかのように、原稿の最後の部分をちょうど今書き上げたところです。これで、六年越し（一八七六—一八八二）の仕事、僕の完全な「自由思想」も完結しました。なんという年月！　なんという苦しみ！　なんという孤独、なんという生の嫌悪！　そしてそれらすべてに抗して、いわば生と死に抗して、僕は僕なりの薬を調合してきました。ほんのわずかながら、晴れ渡った青空を持つ僕の思想を。——ああ、親愛なる友、それらすべてを思うとき、僕は戦慄をおぼえ、どのようにして成功しえたのか自分でも分からなくなります。僕は今自己憐憫と勝利感にひたっています。なぜならそれは勝利、しかも完全な勝利だからです——なぜだかわかりませんが僕の健康でさえ回復しました。みんな僕が前より若くなったと申します。神よ愚かしさから僕を救ってください！…でもこれからは、あなたが忠告してくださるでしょうから、それをよく守っていればなにも恐れる必要はなくなるでしょう。…僕は二度と孤独になりたくありません。もういっぺん人間的になることを学びたい。ああ、これこそ僕が初歩から学ばねばならないレッスンです。…

この手紙にはニーチェの創造の苦しみと喜び、孤独の苦しみとその癒しが告白されている。同時に、ニーチェがザロメにあたかも女神に対するようにひざまずき、忠告を求めていることに、年齢や人生経験の差を考えると驚かされる。

しかしザロメは、この頃既にニーチェのなかに神なき時代の新しい宗教予言者をみていた。ニーチェ生存時の周囲の人の無理解と嘲笑を考えると、ザロメもまた女神のごとき予言者であり、唯一最大の理解者であったのだ。

超人思想の萌芽を暗示

さらに、このころ完成したニーチェの『悦ばしき知恵』では『ツァラツストラかく語りき』の核心となる思想が明確になりつつあった。運命愛・永劫回帰の思想がそれである。しかも運命愛を通じて神の死のニヒリズムを超克し、人生肯定に大きく転回している。
それにはザロメとの触れ合いの力があったことは、先の手紙からも否定できないであろう。また、ザロメの書いた詩『生に捧ぐる賛歌』は、ニーチェのこの頃の心境とまったく同じであり、ニーチェは感激のあまり作曲すらしているのである。さらに超人思想の萌芽がザロメの手紙の中に暗示されている。

精神？　私にとって精神とは何なのでしょうか！　私にとって認識とは何なのでしょうか！　私は衝動力以外の何ものも評価しません。――そして私は、この点で私たちが何か共通のものをもっていると、確信したいのです。私が数年以来そのうちで生活してきたこうした局面を、どうか見抜いてくださいそれを見破ってください！　あなたは私について思い違いをしないでください――どうかあなたは〈自由精神〉が私の理想だと信じないでください！　私は――ごめんなさい！　最愛のルーよ。

この手紙の中で「私は――」で終わっている部分についてザロメは、「或る巨大な自己神化の密儀」、つまり超人思想をほのめかすことをひるんでいるのだとしている。これはザロメならではの回答である。この意味でもザロメは『ツァラツストラかく語りき』を生む媒介者であることがはっきりしているであろう。この自己神化こそ、自己愛の極限でもあった。

失恋が生んだインスピレーション

ニーチェはタウテンブルクでザロメに会った後は、自己の求愛が虚しいことと断念していく。それはザロメとレーがほどなく同棲したことを知ったからである。

ザロメにとってニーチェは、ザロメの自己の一面を狂的なまでに極端に進めた人であり、かつ知的にもザロメをはるかに凌駕していた。したがって彼女はニーチェに対し従属的になり、自由を失うのを恐れたのではないだろうか。ザロメは女であるための拘束を強く嫌った。

一方、ニーチェの落胆は計り知れないものであった。苦悶と不眠が続き、自殺への甘い願望はニーチェを動揺させた。ようやくショーペンハウエルやワーグナーのニヒリズムを振り切り、ザロメの楽観主義を媒介に成立した生の肯定が、今再びザロメに対する失恋を契機に転落するかにみえた。それは彼の哲学のみならず、人生の挫折である。

しかしニーチェは人生最大の試練を創造に逆転させることに成功したのである。それはある意味で、ザロメの『生に捧ぐる賛歌』で二人が共感したところの、人生の苦を引き受けた生の肯定が、そのままニーチェを支えたともいえよう。その詩では、「なんじ（「生のこと」）、もはやわれに与うべき幸をもたずとも、さらばよし！　なんじはいまだなんじの苦痛をわれに与えうるものを」と結んでいる。

この創造への突然の転機は、ジェノヴァ付近の午前と午後の散歩の途中で生じたものである。そしてそこで『ツァラツストラかく語りき』第一部の全体が心にうかんだ。

そのインスピレーションが生じた心境は『この人を見よ』の中で説明しているが、完全に忘我の恍惚状態におそわれ、思想とイメージが有無をいわさず生じてきたのである。『ツァラツストラかく語りき』の二部・三部とともに一〇日前後のうちにできあがったもので、まさに天才のひらめきのうちに完成されたものである。

『ツァラツストラかく語りき』という著作は新しい宗教の誕生といってもよいもので、彼の自己愛の結晶であった。

ドイツの文学者・ペータースは、

われわれは、新アダムとイブをめぐるニーチェの壮大な夢に思いをはせ、そうした夢をえがいている当の本人のみじめな生活――貧困と病苦にさいなまれ、孤独と幻滅に半狂乱になった生活――を想起するとき、ふと、超人とはそっくりそのままニーチェがそうでなかったもののすべてであったことに気づく。超人とは、耐え難い苦しみをを受けた明晰な脳髄の激越な投影であり、彼の運命に対する喧嘩腰の抗議であった。超人はニーチェの裏返しである。そう考えれば、この驚くべき書物の成立に果たしたルーの役割は容易に理解されてくる。

と述べている。

さらにフェルベック夫人やペーター・ガストは『ツァラツストラかく語りき』

はザロメを媒介にして成立したことを述べており、ニーチェ自身もザロメについて、

ぼくがいまだかつてあれほど才能に恵まれた思慮深い人に出会ったことがないのは、依然として事実です。…半時間もっしょに過ごした後では、お互いに大いに得るところがあったので、二人とも幸福でした。ここ一年間に僕の最大の著作を完成することができたのも偶然ではありません。

と母への手紙に記している。

間違いなくザロメは『ツァラツストラかく語りき』の助産婦であり、ニーチェを絶望の死から救ったのである。

ニーチェにとってのザロメは女神であり、天才であった。自分の『ツァラツストラかく語りき』はザロメこそ充分に分かってくれる人である、ということを意識した作品である。このようにニーチェは自己愛性人格の典型といえる人物であった。

第五節　自己愛性人格障害と政治家

ヒットラー

政治家で自己愛性人格障害が活躍するのは、その国の危機の時のように思われる。扇動的であり、陶酔を引き起こすようなカリスマ性を帯びている人が多いものである。彼らの演説は内容がきわめて単純なものが多いが、しかしいったん彼らが演説を始めると、その響きは独特のマジックを持っていることが多いものである。

悪い例でいうならば、ヒットラーがそうである。演説の内容はまったく取るに足りないようなものでも、ヒットラーにかかると多くの人はまるで魔法にかかったように興奮してしまったということはよく知られている。顕示性と誇大な自信に満ちてるのである。

ヒットラーは小さいときから勉強ができず、劣等感の強い人間であり、じっさい風采の上がらない人間であった。画家を志すが失敗し、共産主義運動に走ったりする。やがて国家主義に向かう。この主義主張たるやまったく一貫しておらず、ただ権力のみを目指していたとしか言いようのなかったものである。しかもドイツ人を戦争にかき立てたやり方というものは、いうまでもなくユダヤ人を敵とすることでドイツ人の団結を高めるという方法であった。

ヒットラーはきわめて不安定な人格の持ち主であった。自分の思いどうりにならないときには大声で暴れまわった。自分は特別であり、傲慢であった。また人を都合よく利用するという、自己愛性人格障害者であった。オーストリアの外務大臣に併合を強要して拒否されると、絨毯の上を転げまわったという逸話があるくらいである。

このようなヒットラーになぜあの科学的合理性を重んじたドイツ人が引きずられたかということは、いま考えるとたいへんに不思議なことである。ドイツはそのころ第一次世界大戦の敗戦による多額の賠償金に苦しんでいた。世界的な大恐慌が重なることによって、経済的な破綻状態になっていた。そのなかで多くの人に不安が瀰漫的に広がっていた。この強い不安というものが突然の英雄、あるいは見せかけの英雄の出現を生み出す土壌であった。

ヒットラーはたいへん野心的で自信満々に見せる力、つまりカリスマ性を持っていた。そしてまた、過剰な賞賛を求める自己愛性人格の特徴をもっていた。そしてその人間が、瞬く間に権力の座についてしまった。このようなことはどこの国にも歴史をみれば必ずあるものである。

コフートによれば、チャーチルは自己の誇大性により、ヒットラーに宣戦布告が可能となったと考えている。それによって、ナチスの世界制覇の夢を阻止したのである。この意味では、自己愛性人格の有意義な面が発揮されたとコフートは考えている。

スターリンの自己愛

資本主義のみならず社会主義国のソビエトにおいても、ヒットラーに類した病理的政治家はいた。スターリンの権力へのあくなき野望は、およそ社会主義の理念に合致するものではなかった。

もともと社会主義の国というものは、人間の自由と平等を実現するための国であり、資本の平等な分配を心がける、いわば人間の自由と民主主義のユートピアを実現するものと考えられていた。しかしスターリンをみるかぎり、その理想とはおよそかけ離れている。

政策実行にあたった最高指導者であるスターリンはまず出発点でレーニンを毒殺し、さらに多くの自分の敵を毒殺している。初期には簡単な裁判によって死刑にしていたが、のちには裁判を省略して即座に処刑していた。スターリンの目の前から石ころのように多くの人が葬り去られていたことは、現在多くの史実が明らかにしている。

またスターリンの個人的生活というものもきわめて放縦であった。暴言・感情的錯乱・性的放縦さというようなものが多く報告されている。特権意識が強く、傲慢であった。また共感性が欠如し、自己愛性人格障害の典型であった。

このように人格的にもたいへんに問題のある人物であり、周辺の人たちはスターリンを恐れ、敵としてのターゲットにならないように用心していなければならなかった。

しかし国民からすれば、スターリンは偉大なる英雄であり、自信に満ちて国の名誉を担った指導者であった。スターリンの自信に満ちた振る舞いや人を酔わせる誇大的な演説は、国民の不安をかき消すには格好のものであった。この意味でもヒットラーとスターリンはとてもよく似た人物であった。ともに民衆の不安を利用し、カリスマ性に頼って権力を思うがままに駆使したのである。

一〇代の少女を次々と部屋に

スターリンは自己愛性人格障害であると共に、妄想型人格障害に近い人格を持っていた。彼はいつも被害妄想を抱えながら、それでいて自分への過度の自信というものがみられた。つまり誇大なパラノイアに近い妄想型人格障害と思われる。

ヒットラーのユダヤ人虐殺の数には及ばないがながら、スターリンの粛清をうけたロシア人は一〇万人にも及ぶといわれており、社会体制は異なるもののヒットラーとはきわめて似た性格のように思われる。ただスターリンの場合には、睡眠時間は二〜三時間でもよいといった躁病を思わせる時期があった。

またスターリンの性的放縦さは驚くべきものであったという。たとえば正式に結婚しただけでも三人の女性がおり、その他にも多数の情婦を囲い、私室での乱痴気騒ぎなどもクレムリン内部では有名であった。政治家のマレンコフによると、バレエの踊り子や女優、クレムリンの女子職員との情事はあまりに頻繁で数え切れなかったという。またスターリンは毎日のように一〇代の少女を次々と自分の部屋に呼び入れた。泣きながらその部屋を出て行く少女もいたと、クレムリンの職員・メフリスは書いている。一方で、スターリンと結婚しやがて離婚した妻たちは行方不明で、おそらく殺されたものと考えられている。

おわりに

自己愛性人格障害の成り立ちは、それぞれ各論者がさまざまな理論を提出している。しかし自己愛性人格障害の誇大性あるいは理想化というものが親からの取り込みによるのか、あるいは自己防衛なのか、あるいは人間の本質的な展開なのか、さまざまな考えがあったとしても、それを論証しようとする努力がいささか乏しいように思われる。

治療的な観点に立てば、誇大感は自己防衛としてあるのか発達停止としてあるのかは、あまり意味のないことだと思われる。

強いて言うならば、発達停止は多少とも見られるからこそ、幼児的な自己万能感が自己防衛として発生しやすいものだと考えられる。自己の発達が正常に進んでいるならば、このような原始的な、あるいはまた幼児的な誇大感はそれほど出現するはずはないと思われる。

したがって私は、発達の停止も少々みられ、したがって幼児的な心理的メカニズムが残存していることが多いため、そのメカニズムがその人特有の資質とあいまって、誇大的あるいは理想化メカニズムが弱い自分に対して自己防衛として生ずるものと考える。

自分が弱いからこそ自分を過大に補償し、自分を理想化し誇大感を持って自分を守ろうと考えるのは、妥当なように思われる。そしてそれは、自己が脆弱であることによって自分の成長がやや停止しているものと考える。こう考えると、発達停止と誇大感・理想化という自己防衛はきわめて類似したものになる。

そしてなぜ理想化、あるいは誇大感で防衛するのかというのは、これはある意味で親子の関係の中の防衛メカニズムが吸収学習されるからであることは当然あろうし、ある種の遺伝的な傾向がそこに含まれているのかもしれない。

確かにどんな状況であれ、このような誇大的な自己・理想的な自己というものの防衛メカニズムの仕組みを示さなくとも、静かにそれらが自然に成長していく人はいる。つまり病的防衛とのみ考えられず、正常ラインの人、分裂病的誇大感、躁病的誇大感の方向を進む人もいるだろう。

またさらに治療的観点に立てば、このような防衛を解釈して防衛を小さくしようとすることは、どの治療者も妥当なものと考えている。しかしそれを直接防衛として解釈しようとすることが妥当なものと考えるのか、あるいはコフートのようにそれを共感的に受け入れ、小さいときの親からの外傷体験を癒すということが治療の中心となると考えるのでは、ずいぶん違うものである。

しかし自己愛性人格障害の患者が、たとえ防衛として誇大感、理想化というものを持っていたとしても、その防衛を解釈によって是正するということは容易なことではない。またそれが受け入れられるタイミングというものが、実に難しいと同時に重要なものである。

コフートのように自己受容的な共感があれば、自分そのもの、つまり自分の強がり（防衛）を見せなくても認められ受け入れられるならば、この誇大感や理想化がより小さくなって本来的な自分になることがあるのかもしれない。

しかし時には、特に知的な理解力が高く勇気のある患者ならば、その自己愛的なメカニズムを防衛として解釈し、その結果たとえそこにうつ的な感情が発生するとも、本来的な自然な自分を受け入れていく形になることは好ましいものである。その辺は、患者それぞれの状況によって考えなければならないであろう。

しかし治療は人格障害であるだけに、その防衛はきわめて固く、それはまた自己愛性の防衛はそもそもが強固に作り上げられていることが多いものであるので、治療は長くかかるものと思わなければならないだろう。

また防衛と考えなくても、認知療法のように歪んだ認知としてとらえ、発生的な観点をとらず歪みを是正するという方向も、患者の自尊心をあまり傷つけず、妥当な方向を持っているものだと考えられる。しかし時にはその認知療法的な歪みの指摘だけでは、是正が充分に進まない可能性もある。この辺は、臨機応変に考えなければならないだろう。

各論者の観点をいろんなところで採用せざるを得ないのが、あるいはまた採用していくのが妥当なように思われる。

自己愛性人格のこのようなメカニズムは、ボーダーラインよりも整った自己形成を外見上はみせているものである。確かにボーダーラインにあっては、防衛が充分に出来上がっていないといってもよいし、あるいはまたそもそも自己の形成が断片的であるというコフートの意見は、なるほどと思わせるものである。

しかしある意味では、このようにボーダーラインは自己が断片化して治療が困難なように見えるものでもあるが、しかし断片化して自己がはっきりしていないだけに治療者への転移が生じやすく、それによって治療者から妥当な自己を獲得しやすいという面があるのかもしれない。

自己愛性人格障害の方が明確な自己を持ち、つまりはコフートのように脆弱と言えどもまとまった自己であるならば、そしてその脆弱な自己を守るための誇大感だとするならば、やはり治療自体はボーダーラインより困難ではないのかと思わざるを得ない。

しかし自己愛性人格障害者はそれなりに生きられる力を持っているではないかといえば、やはり自己愛性人格障害者の方がボーダーラインよりも生きていく基本的スタイルは高いといえるものであろう。

したがってその治療にあっても、自己愛性人格障害の人はそれなりにうまく生きていく。しかしボーダーラインの人は挫折の連続であり、その自己の統合はきわめて時間のかかるものである。

しかしどちらが、という問題よりも、それぞれがそれぞれの困難性を持っている、といった方が妥当であろう。しかし適応という側面から言えば、やや自己愛性人格障害のほうがボーダーラインよりも適応力を持っているというふうに考えてよいものである。

したがってこの点が、自己愛性人格障害者が自ら病院に来て治療を依頼することが少ないことの説明をする理由の一部だと思われる。

症例

ここで最後に症例を出して考えてみよう。

ある三二歳の男性が、ややうつ的なものを治してほしいと私のところにやって来た。しかし私の前で繰り広げる話は、ほとんどある有名な作家といかに親しいか、そしてその作家はいかに偉大かということを延々としゃべるのみである。それが毎回毎回続くと、治療者としてもさすがに倦怠感に悩まされるものである。

彼はその偉大な作家のことを話すことでその中に融合し、自分の弱い自己を、その作家の自己から価値を借りて自分がその彼になりきることで自分の弱さを防衛していることは明らかであった。

しかしそれを指摘するのは容易なことではなく、その彼の人生をほとんど破壊しかねないものであった。したがって私は、少しずつ聞いてあまり発言せず、わずかな言葉でその修正を試みていた。

「その作家と知り合って、あなたは自分の成長にとって何か利益はありましたか」

ということでその作家への投影を意識させ、そしてそれを縮小させるような形をとっていたものである。

そのようなことを続けても、なお彼はその立派な作家のことを話し続けるため、やはりこれは限界があると考え、

「あなたは自分の弱さというものを知っているはずです。その弱さを埋め合わせるべく、その偉大な作家と知り合い、それもかなりあなたは勇気を持って近づいて知り合いになったように思いますが、それはいささか無理な依存ではないでしょうか」

と聞くと
「多少無理があったと思いますが、私を受け入れてくれたのですから、私の実力もその先生は知っているのだと思います」

ということである。

「いや、実はあなた自身がうつになるということは、年齢的に自分が職業をもっていない。本当の自尊心、つまりその作家からもらった自尊心ではなく、自分固有の自尊心が育まれていないというところに問題がありませんか」

と言うと、彼はじっとうつむいていた。しかし最終的に、

「そうなのかもしれません」

と、緊張した面持ちで話していた。

「したがってその作家がいかに偉大であろうとも、あなたはあなた自身の固有の人生を生きなければならないとするならば、自分の人生をどう豊かにするかをまず考えなければならないでしょう。仕事がなければ、あなたは本当の現実の世界では自尊心を持てないのではありませんか」

「そうですね。確かに私は仕事なしでその作家のことを引き合いに出して、まるで自分の業績であるかのように話しているのはおかしいのかもしれません」

「そこのところに気がついたならば、どうかその作家とある程度距離をおいて、自分の成長をあなたは促すべきではないしょうか。そして自分が現実社会の中で

少しずつ自尊心を積み上げていく作業が、あなたにとって今現在必要な試みだと思いますが」と言うと、

「そうですね、確かにそうですね。自分固有の自尊心を持っていなくて、空虚な自尊心なのですから、人から借りた自尊心でしかないのですから、私も情けないものですね」

「いや、情けないと言わず、それはあなたが現実の中で力を出すことによってあなた自身の自尊心を獲得しなければならないということに気づけば、それは大きな意味があるし、あなたの人生だってある意味で別の面から再スタートになると言ってよいものではないでしょうか」

というような形で、治療は進んでいったものである。

これはある程度分析的な観点をとらないと治療が進まないと考えた結果である。つまり彼の脆弱性の防衛としての誇大的な自己や理想化自己の防衛を突き破らざるを得ないものであり、それなしには彼の自己実現は得られないと考えられるものであった。このようなことが、私の彼に対する治療の対応であった。

コフートやカーンバーグのように、自分が小さいときの親からのみじめな対応によってかえって悲惨な自己を救い出そうとして、誇大的、理想的な自己を防衛として借りてくる人もいるが、過保護によって理想化自己、誇大的な自己が育てられてしまっているということもある。この二つの流れも考えてみれば、過保護によって誇大的な自己、理想的な自己が育ってしまったといった場合も、けして過保護をポジティブなものとして考えることはできず、子供を自分のものであるかのようにペット化しているものであり、ある意味で過保護という虐待であると考えられるものである。

そう考えるならば、過保護による自己愛のメカニズムも、虐待による自己愛のメカニズムも、そう違わないことになるものと考えられる。

しかし治療的にはいささかニュアンスの違うものになるであろうことは、間違いないものと考えられる。

参考文献

1. Beck, A.T., Freeman, A., (1990) Cognitive therapy of personality disorders Guilford Press（井上和臣監訳『人格障害の認知療法』岩崎学術出版社、1997）

2. Cooper, A.M., Frances, A.L., Sacks, M.H. (1986) The Personality Disorders and Neuroses. J.B. Lippincott Company.

3. Freeman, A., Pretzer, J., Fleming, B., Simon, K.M. (1990) Clinical Applications of Cognitive Therapy. PlenumPress.（高橋祥友訳『認知療法臨床ハンドブック』金剛出版、1993）

4. Hirigoyen, Marie-France (1998) Le Harcelement Moral. La Decouverte et Syros（高野優訳『モラル・ハラスメント』紀伊国屋書店、1999）

5. 町沢静夫『人格障害とその治療』創元社、2003

6. Masterson, J.F. (1981) The Narcissistic and Borderline Disorders: An Integrated Developmental Approach. Brunner/Mazel INC.（富田幸佑他訳『自己愛と境界例』星和書店1990）

7. Millon, T. (1996) Disorder of Personality DSM-IV and Beyond. John Wiley & Sons, Inc.

8. Millon, T., Davis, R. (2000) Personality Disorders in Modern Life. John Wiley & Sons, Inc.

9. Ronningstam, E.F. (1998) Disorder of Narcissism. John Scott & Company.（佐野信也監訳『自己愛の障害』金剛出版2003）

10. 中西信男『コフートの心理療法』ナカニシヤ出版1991

【著者略歴】
町沢静夫　（まちさわ　しずお）
1945年　新潟県糸魚川市に生まれる
1968年　東京大学文学部心理学科卒業
1976年　横浜市立大学医学部卒業
　　　　東京大学付属病院分院神経科勤務
1986年　国立精神・神経センター精神保健研究所室長
1994年　町沢メンタル・ヘルス研究所開設
1998年　立教大学コミュニティ福祉学部教授
現　在　精神科医・医学博士、町沢メンタルクリニック院長
専　攻
思春期・青年期精神医学／社会病理学・異常心理学／心理療法・犯罪学
主な著書
『ボーダーラインの心の病理』（創元社)、『成熟できない若者たち』（講談社)、『閉じこもるフクロウ』（朝日新聞社)、『ボーダーライン』（丸善ライブラリー)、『あなたの心にひそむ《見捨てられる恐怖》』（ＰＨＰ研究所)、『こころの健康事典』、『心の壊れた子どもたち』（朝日出版社)、『臨床心理学』（医学書院)、『ぼくの心をなおしてください』（幻冬舎）『ＡＤＨＤ』『心の健康ひろば』（駿河台出版社)、『人格障害とその治療』（創元社）

自己愛性人格障害

●────2013年７月20日　第３刷発行

著　者──町沢静夫
発行者──井田洋二
発行所──株式会社　**駿河台出版社**
〒101-0062 東京都千代田区神田駿河台３－７
電話03（3291）1676番（代）／FAX03（3291）1675番
振替00190-3-56669
製版所──株式会社フォレスト
ISBN4-411-00365-1　C0011　¥1700E

《21世紀カウンセリング叢書》
［監修］伊藤隆二・橋口英俊・春日喬・小田晋

キャリアカウンセリング
宮城まり子

近年厳しい経済状況に見舞われている個人、企業、組織はキャリアカウンセラーの支援を切実に求めている。本書はキャリア自身の本格的なサポートをするために書き下された。

本体１７００円

実存カウンセリング
永田勝太郎

フランクルにより提唱された実存カウンセリングは人間の精神における人間固有の人間性、責任を伴う自由を行使させ、運命や宿命に抵抗する自由を自覚させ、そこから患者独自の意味を見出させようとするものである。

本体１６００円

ＡＤＨＤ（注意欠陥／多動性障害）
町沢静夫

最近の未成年者の犯罪で注目されているＡＤＨＤについて、90年代以後の内外の研究成果をもとにＡＤＨＤとは何かにせまる。そして、この病気にいかに対処するか指針を示してくれる。

本体１６００円

芸術カウンセリング
近喰ふじ子

芸術カウンセリングとは言語を中心とした心理療法を基本に芸術（絵画、コラージュ、詩、歌）を介したアプローチをしてゆく心理療法のことである。

本体１６００円

産業カウンセリング
石田邦雄

産業カウンセリングは運動指導・心理相談・栄養指導・保健指導などの専門スタッフが協力して働く人の心身両面からの健康保持増進を図ろうとするものである。

本体１６００円

ＰＴＳＤ ポスト・トラウマティック・カウンセリング
久留一郎

トラウマとは瞬間冷凍された体験だ。それを癒すには凍りついた体験を解凍し、従来の認知的枠組みの中に消化吸収してゆくことだ。

本体１７００円

構成的グループ・エンカウンター

片野智治

いろいろな集中的グループ体験のことである。他者とのふれあいを通してある特定の感情、思考、行動のとらわれなどから自分自身を解放し、人間的成長を目標としているのである

本体1700円

家族療法的カウンセリング

亀口憲治

家族を単に個人の寄せ集めと考えない。むしろ複数の家族成員と同席で面接を行うことによって、互いの関係を直接確認できる。その結果、家族関係をひとつのまとまりのある「心理系」として理解する見方が定着、その見方を基にして、問題の解決へ向けた具体的な援助技法が生み出されてきた。

本体1800円

間主観カウンセリング

伊藤隆二

本書は長年臨床心理学にたずさわってきた著者が身をもって体験してきた結果得た知識を基にして、現代心理学のゆきづまりを打破すべく鋭くその欠点を批判し、その結果、新たな心理学の確立をめざそうとする意欲的な心理学書である。

本体1800円

人生福祉カウンセリング

杉本一義

カウンセラーと、クライアントは一つの出会いによって人生の道連れとなり、共に歩いてゆくのである。本書は、人間が人間として生きる上で最も重要な人間性の活性化と充足を助ける幸福援助学である。

本体1900円

ZEN心理療法

安藤治

この療法は科学的、合理的、論理的検討の潜りぬけ、もはや宗教的修行ではない、日常生活のなかに「気づき」の機会を自分にあたえることができよう。

本体1900円

自殺予防カウンセリング

藤原俊通
高橋祥友

絶望的な感情を誰かに打ち明けようとしている「孤独の魂の叫び」を受け止められれば自殺予防が可能なのです。

本体1700円

親業《おやぎょう》トレーニング

近藤　千恵
久保まゆみ　編

親業に出会うことが、コミュニケーションの質を変え、人間関係を変える。それだけでなく、自分自身への見方、考え方を変える、自分の欲求が明確になる。そのことがその人の人生の質まで変えていく。

本体１９００円

クライエント中心のカウンセリング

佐々木正宏

Ｃ・ロジャースにより提唱されたクライエント中心のカウンセリングを再検討し、それを発展させている。

本体１７００円